DVD&ブックレット

摂食・嚥下障害検査のための内視鏡の使い方

戸原 玄・武原 格・野原幹司 編集

Videoendoscopic Evaluation of Swallowing

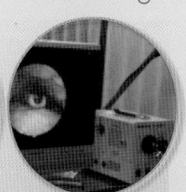

DVD
60分DVDビデオ付き

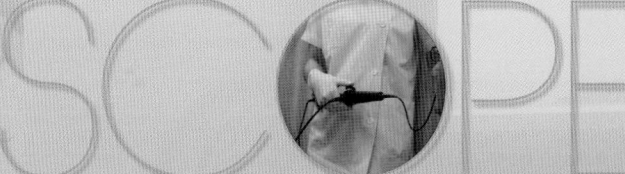

医歯薬出版株式会社

執筆者一覧

戸原　玄　　東京医科歯科大学大学院医歯学総合研究科老化制御学系専攻口腔老化制御学講座高齢者歯科学分野准教授

武原　格　　化学療法研究所附属病院リハビリテーション科部長
　　　　　　国際医療福祉大学臨床医学研究センター准教授
　　　　　　東京慈恵会医科大学医学部リハビリテーション医学教室准教授

野原幹司　　大阪大学歯学部附属病院顎口腔機能治療部助教兼医長

This book was originally published in Japanese
under the title of :

DVD ANDO BUKKURETTO
SESSHOKUENGESHOGAIKENSA NO TAMENO NAISHIKYONO TSUKAIKATA
(DVD & Booklet on videoendoscopic evaluation of swallowing)

Editors :
TOHARA, Haruka, et al.
TOHARA, Haruka
　Associate Professor,
　Gerodontology, Department of Gerodontology,
　Division of Gerontology and Gerodontology,
　Graduate School, Tokyo Medical and Dental University

ⓒ 2010　1st ed.

ISHIYAKU PUBLISHERS, INC.
　7-10, Honkomagome 1 chome, Bunkyo-ku,
　Tokyo 113-8612, Japan

緒　言

　摂食・嚥下障害への専門的な対応を成功させるためには，その病態についての精査が不可欠である．精査には通常臨床で用いられるものとして，嚥下造影と嚥下内視鏡検査があげられる．嚥下内視鏡検査（VE：Videoendoscopic Evaluation of Swallowing）は過去には診断目的ではなくスクリーニングとして用いられてきたが，近年では評価の基準などが整備され，誤嚥の検出力は嚥下造影検査に劣らないことや咀嚼の評価にも有用であることが報告されるなど，摂食・嚥下障害に対する有力な精査方法としての地位を確立している．また，近年ニーズが高まっている在宅や施設の摂食・嚥下障害の対応においても，VE はその持ち運びの容易さを活かし，有力な精査方法として広まりつつある．

　本作品では，VE の適応や必要機材から，VE の特徴，健常者および典型的な症例の所見，さらには検査時の合併症への対応などを，DVD を用いて詳細に説明した．また冊子は映像の補足として作成している．摂食・嚥下障害の理解は動画を用いるのが一番の近道であるため，本書を手にした読者諸兄は，ふんだんに盛り込まれた動画を，実際に自分が VE を行った際に得られる映像のイメージができるようになるまで繰り返しご覧いただければ幸甚である．また，実際に VE を行わない職種の読者諸兄においては，このような映像をイメージしながら実際の訓練や食事介助を行うことは重要であるため，日常臨床を行うための一助として役立てていただければ幸いに思う．

　本書は VE に特化した書籍としたために，摂食・嚥下障害に対する基本的な知識，間接訓練法，代償的嚥下法，食事介助方法の詳細などについては割愛してある．そのような知識や技術を，他書を参照するなどして十分に得てから，実際の臨床に臨んでいただきたい．

　本書が，摂食・嚥下リハビリテーションの現場の活性化や，摂食・嚥下障害とともに生きる患者の QOL に向上に少しでも寄与することを願っている．

　　平成 22 年 5 月

　　　　　　　　　　　　　　　　　　　　　　　戸原玄，武原格，野原幹司

DVD&ブックレット

Videoendoscopic Evaluation of Swallowing

摂食・嚥下障害検査のための内視鏡の使い方

CONTENTS

DVD の使用にあたって ……………………………………………………… vi

1 嚥下内視鏡検査の歴史 ………………………………（武原　格）2
1. 嚥下内視鏡検査の変遷 …………………………………………… 2
2. わが国における歴史 ……………………………………………… 2

2 嚥下内視鏡のセット ………………………………（野原幹司）4
1. はじめに …………………………………………………………… 4
2. 電子内視鏡と光学内視鏡 ………………………………………… 4
3. 内視鏡本体 ………………………………………………………… 5
4. 光　原 ……………………………………………………………… 5
5. カメラ，モニタ …………………………………………………… 6
6. 記録装置 …………………………………………………………… 7
7. マイクロフォン …………………………………………………… 7
8. その他必要物品 …………………………………………………… 7

3 消　毒 ………………………………………………（武原　格）9
1. 消毒の流れ ………………………………………………………… 9

4 嚥下内視鏡検査に必要な解剖 ……………………（野原幹司）11
1. はじめに …………………………………………………………… 11
2. 内視鏡の鼻咽腔挿入経路 ………………………………………… 11
3. 鼻咽腔 ……………………………………………………………… 13
4. 咽頭・喉頭 ………………………………………………………… 13
5. おもな解剖部位 …………………………………………………… 14

5 VF との比較，VE の問題点 ………………………（戸原　玄）16
1. はじめに …………………………………………………………… 16
2. VF と VE の特徴について ……………………………………… 16
3. VF と VE の使い分けについて ………………………………… 18

263-01536

6 内視鏡の操作の仕方 ……………………………………（野原幹司）20

1. はじめに …………………………………………………………20
2. もち方 ……………………………………………………………20
3. 操作手技 …………………………………………………………20
4. 操作時の注意点 …………………………………………………21
5. トラブル時の対応 ………………………………………………22

7 健常者の内視鏡所見と観察ポイント ……………（野原幹司）24

1. はじめに …………………………………………………………24
2. 鼻咽腔 ……………………………………………………………24
3. 咽頭・喉頭 ………………………………………………………25
4. 嚥　下 ……………………………………………………………25

8 典型症例と対応 ……………………………………（戸原　玄）29

1. はじめに …………………………………………………………29
2. 対応を考える際の基本 …………………………………………29
3. 典型症例と対応 …………………………………………………29

9 見逃してはいけない器質的疾患と使用にあたっての注意事項 ……………………………………………（武原　格）40

1. 見逃してはいけない器質的疾患 ………………………………40
2. 使用にあたって注意すること …………………………………41

付 VEに関するQ&A ……………………………………………44

戸原；Q4，6～8，10，13，15～18
武原；Q2，5，11，12，19～21
野原；Q1，3，9，14

索引 ……………………………………………………………………60

DVDの使用にあたって

＜使用上のご注意＞
・本DVDはDVDビデオ対応プレーヤーでご覧ください．
・本DVDをご使用になった結果について，医歯薬出版株式会社および本DVD制作関係者は一切の責任を負いません．
・本DVDに収載されている動画は研究用に撮影された画像をもとにしている部分もあるため，画質の悪い箇所もあります．ご了承ください．

＜著作権に関して＞
・本DVDを無断で複製・上映・公衆送信（送信可能化にすることを含む）・改変をすることは法律により禁止されています．
・本DVDは，図書館およびそれに準ずる施設において，館外へ貸し出しすることを禁止します．
・本DVDは，社団法人コンピュータソフトウエア著作権協会で，不法コピー禁止マークの指定を受けています．

＜お問い合わせ先＞
・弊社ホームページ http://www.ishiyaku.co.jp/ebooks/ よりお問い合わせください．ホームページにアクセス出来ない方につきましては，FAX（03-5395-7606）にてお受けいたします．

2010年制作	本編約60分	MPEG-2	片面1層ディスク	4:3 スタンダードサイズ	ALL NTSC	DVD VIDEO
オリジナル音声（2chステレオ）		レンタル禁止／複製不能／図書館外への貸出不可				

263-01536

＜DVD コンテンツ＞
＊下記のとおり本 DVD は小冊子と対応した構成になっております．DVD も小冊子もそれぞれ単体で完結している内容になっておりますが，両者をあわせてご覧いただくことで，さらに理解を深めることができます．

① はじめに
② 検査器具とセッティング方法
③ 消　毒
④ 解剖と挿入経路
⑤ ＶＦとＶＥの特徴
⑥ 検査方法・手順
⑦ 健常者の内視鏡所見
⑧ 観察のポイント
⑨ 典型症例と対応
⑩ 見逃してはいけない器質的疾患
⑪ 合併症の対応
⑫ まとめ

Videoendoscopic Evaluation of Swallowing

解説
Commentary

1 嚥下内視鏡検査の歴史

1 嚥下内視鏡検査の変遷

　軟性の内視鏡が耳鼻咽喉科医師により咽喉頭の観察に用いられるようになったのは，1970年代のことである．そして1972年には，歯科医師により嚥下内視鏡検査で広く用いられている経鼻挿入用の鼻咽腔内視鏡が開発され，操作性が向上した[1]．1988年には，言語治療士のLangmoreらによって，はじめて内視鏡による嚥下障害の評価方法が報告[2]されている．さらに1991年にはBastianが嚥下障害の「ビデオ内視鏡検査」を報告[3]し，検査をビデオテープに録画することも推奨した．

　その後嚥下造影と嚥下内視鏡検査から得られる所見の感度と特異度について多くの研究がなされ，おおむね二つの検査結果は一致していると報告された．また1998年に，Avivらにより内視鏡の通気口からパルス状の空気を送り咽頭喉頭粘膜を刺激することで，咽喉頭の感覚閾値を直接検査する嚥下の感覚テストが報告[4,5]され，咽喉頭の感覚障害の評価も可能となった．

2 わが国における歴史

　わが国においても，耳鼻咽喉科医師を中心に内視鏡検査を用いた嚥下機能評価が開始され，1990年には渡邉らが，内視鏡下で観察される正常嚥下動態について報告[6]している．その後リハビリテーション科医も内視鏡を用いて嚥下障害の病態評価を行うようになり，いくつかの著作物も刊行されるようになっていった．そして現在は機動性がよいという特徴を活かし，急性期病院ではベッドサイドの嚥下機能評価として積極的に使用され，回復期では嚥下造影と併用し，より多くの摂食・嚥下機能の情報を得る重要な診断方法として使用されている．さらに最近では，歯科医師を中心に，在宅生活をしている摂食・嚥下障害患者に対し，訪問診療の場でその嚥下機能評価のために使用しており，嚥下内視鏡検査は病院から地域へと活躍の場を広げている．

　なお，参考までに表1に嚥下内視鏡検査の適応をまとめた．

表1　嚥下内視鏡検査の適応

- 小児から成人までの嚥下障害患者
- 急性期から慢性期までの嚥下障害患者
- 咽喉頭の器質的疾患が疑われる患者
- 嚥下障害が疑われる患者
- 嚥下造影の検査室への移送が困難な患者
- 嚥下造影に必要な姿勢がとれない，または維持できない患者
- 唾液や咽頭分泌物の処理が困難な患者
- 経口摂取可否の検討時
- 気道防御機構の評価時
- 安全な摂食・嚥下を行うための治療方針作成時

文　献

1) 山岡稔，松矢篤三，宮崎正：Fiberscopeによる鼻咽腔閉鎖運動の観察法．日口外誌，18（2）：205-210，1972．
2) Langmore SE, Schatz K, Olsen N：Fiberoptic endoscopic examination of swallowing safety: a new procedure. Dysphagia, 2；216-219, 1988.
3) Bastian RW：Videoendoscopic evaluation of patients with dysphagia: an adjunct to the modified barium swallow. Otolaryngol Head Neck Surg, 104; 339-350,1991.
4) Aviv JE, Kim T, Sacco RL, et al.：FEESST: a new bedside endoscopic test of the motor and sensory components of swallowing. Ann Otol Rhinol Laryngol, 107；378-387, 1998.
5) Aviv JE, Kim T, Thomson JE, et al.：Fiberoptic endoscopic evaluation of swallowing with sensory testing (FEESST) in healthy controls. Dysphagia, 13；87-92, 1998.
6) 渡邉宏，進武幹，仲秋功司　他：ファイバースコープによる正常嚥下動態の観察．耳鼻と臨床，36；944-948，1990．

2 嚥下内視鏡のセット

1 はじめに

　嚥下内視鏡検査は，内視鏡のみで行えるものではなく，その周辺機器があってはじめて十分な検査が実行できる．ここでは，嚥下内視鏡検査に必要な機器について解説する．

2 電子内視鏡と光学内視鏡

　現在，内視鏡は大きく分けると硬性鏡，軟性鏡，カプセル型がある．嚥下内視鏡検査で用いるのは軟性鏡であり，軟性鏡はさらに電子内視鏡と光学内視鏡に分けられる（**図1**）．

1）電子内視鏡

　シャフト部先端に小型のカメラがついており，そのカメラで撮影した画像信号を外部のプロセッサに導きモニタに映し出す．画像が鮮明であり，画像信号を処理することによって，拡大や輪郭強調なども可能である．しかしながら，

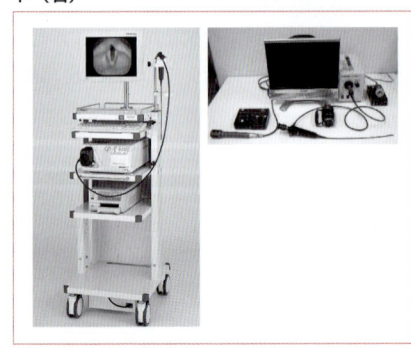

図1　電子内視鏡セット（左）と光学内視鏡セット（右）

図2 内視鏡の名称

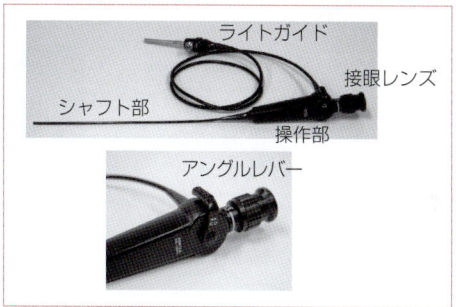

上；内視鏡本体，下；操作部

高価であり，セットが大がかりになることが欠点である．

2）光学内視鏡

　シャフト部先端の対物レンズでとらえた画像を，ファイバーを介して内視鏡体にある接眼レンズに導く．接眼レンズから直接観察することも可能であるが，嚥下内視鏡検査では接眼部に小型カメラを接続し，モニタに画像を映し出す．比較的安価で，セットが小さくてすむのが利点である．得られる画像としては電子内視鏡に劣るが，嚥下内視鏡としての使用には十分耐えうる．このブックレットおよびDVDでは，おもに光学内視鏡を念頭に置いて解説する．

3　内視鏡本体（図2）

　嚥下内視鏡には鼻咽喉用がよく用いられる．成人を対象とするときは，挿入部先端の直径が3～4mmのものであれば挿入可能であり，違和感も少なく使用できる．直径約2mmのものもあり，小児や極端に鼻腔の狭い症例には適しているが解像度がやや劣る．成人に細い挿入部のものを使用すると，かえって違和感が大きいことがある．内視鏡を用いて吸引や処置を行うためにチャネルを有するタイプのものもあるが，通常の嚥下内視鏡検査ではチャネルは不要である．

4　光源（図3）

　咽頭腔は暗いため，内視鏡で観察するときは光源が必要である．光源からの光はファイバーを介して先端周囲を照らす．一般的なものは備えつけ型の光源であるが，重量があり電源を必要とするため，機動性に劣るのが欠点である．一方，携帯型の光源（電池，ACアダプター）は機動性には勝るが，備えつけ

図3　備えつけ型の光源（左）と携帯型光源（ハロゲン）（右）

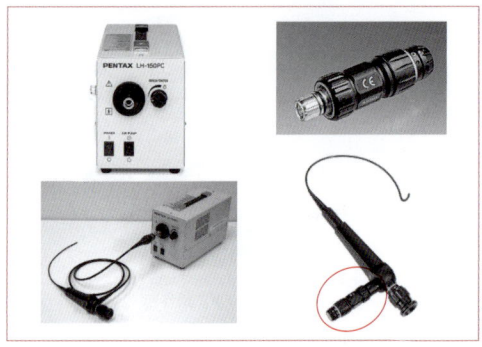

操作性，機動性は携帯型が勝るが，暗いのが欠点である．
（円で囲んだものは，セットされた携帯型光源）

図4　メーカー純正のカメラ（ペンタックス社）

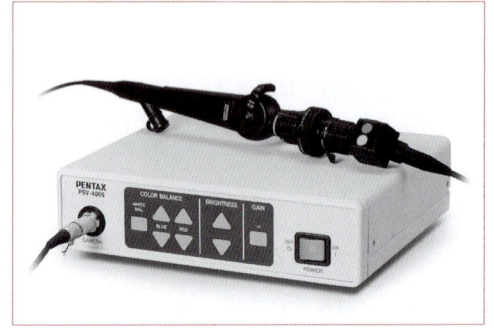

型のものより暗いため，内視鏡操作に熟練していなくてはならない．

5 カメラ，モニタ

　接眼レンズを覗きこむことで内視鏡検査は可能となるが，撮影された画像を他の医療者や家族と共有しながら説明を行うには，カメラ，モニタが必須である．

　カメラは接眼レンズに接続され，そのカメラからの画像をモニタに映し出す．工学用や家庭用の小型カメラを用いることもできるが，医療用の認可を得ているメーカー純正品の使用が推奨される（**図4**）．

　モニタは液晶のものが携帯性に優れている．訪問診療では，訪問先の家庭のテレビをモニタとして用いることもできる．

図5 吸引機

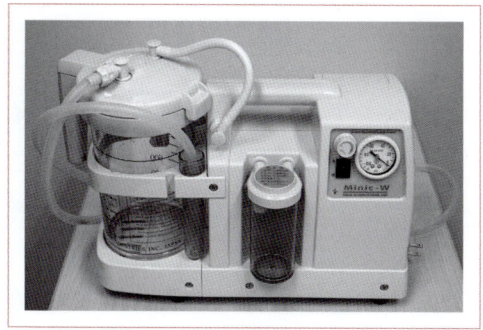

6 記録装置

　嚥下内視鏡検査は，現在のところ記録義務はない．しかしながら，嚥下時は各器官がすばやく動き，食塊の咽頭通過時間も短いため，録画した画像を見直す必要性が生じることも多い．そのため，画像は毎回記録しておくことが望ましい．

7 マイクロフォン

　検査場面の音声を記録しておくと，あとで所見を見直すときに有用である．録音は必須ではないため，機動性と必要性のバランスを考慮して使用の有無を決めるとよい．

8 その他必要物品

1）吸引機（図5）

　検査時には吸引機も用意しておくとよい．検査場面において，口腔や咽頭に大量の唾液や食物残留を認めることがある（DVD参照）．残留は誤嚥のリスクがあるだけでなく，内視鏡の視野が制限され，検査遂行の障害にもなる．交互嚥下や複数回嚥下などで残留が消失すれば問題ないが，それでも改善が認められない場合には吸引を考慮する．

2）パルスオキシメータ，血圧計

　嚥下内視鏡検査は注意深く行えばそれほど侵襲の大きい検査ではないが，体力が低下した患者等ではバイタルサインに影響を与えることがある．検査前後の血圧測定，検査中のパルスオキシメータの装着が理想である．

図6 被検食の例

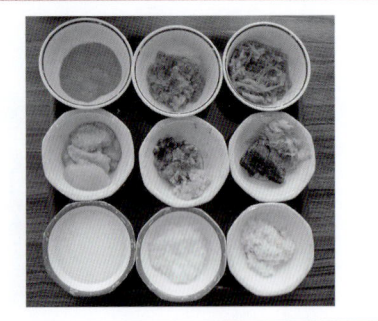

左列からミキサー食, きざみ食, 普通食. 患者が日常食べている食事だけでなく, その上のレベルが用意できれば理想的である.

3) 被検食 (**図6**)

嚥下内視鏡では被検食の決定が非常に重要である. 検査結果が臨床で役に立つかどうかは, 被検食をどう選ぶかにかかっている. そのためには検査前に患者の嚥下状態をしっかりと確認し, 嚥下機能と検査目的に応じた被検食を決定する. また, 検査中に得られた所見によって臨機応変に被検食を変更することも, 有用な所見を得るためには必要である.

4) 食用色素

透明な被検食は内視鏡では観察しにくい. そのため, 水, 茶などには食用色素で色をつけると観察が容易になる. 色素の色は, 影や粘膜の色と混同しないように青や緑がよい.

3 消　毒

1 消毒の流れ

　検査が終了したら，必ず鼻咽腔ファイバースコープの洗浄，および消毒を行う．内視鏡の洗浄・消毒作業に入る前には，安全対策のため眼鏡，ゴム手袋，マスク，ガウン等の保護具を着用する．

　洗浄は，まず液体酵素系洗浄剤や中性洗剤などを用いてファイバースコープを洗う（**図1**）．その際，クロスガーゼなどを使用し傷をつけないように注意しなくてはならない．その後，ファイバースコープをディスオーパ消毒液の入った容器に5分漬ける（**図2**）．消毒液に漬けておく時間は，必ずタイマーで計るようにする．

　さらに，ディスオーパ消毒液に5分漬け終わったら，3分間，流水で洗浄する（**図3**）．その際もクロスガーゼなどを使用し傷をつけないように注意する必要がある．ファイバースコープは，挿入部分だけでなく，全体を消毒するようにしなくてはならない．

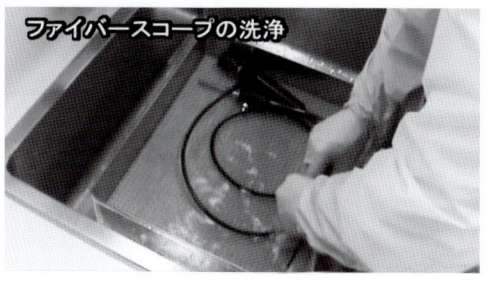

図1　ファイバースコープの洗浄（DVD参照）

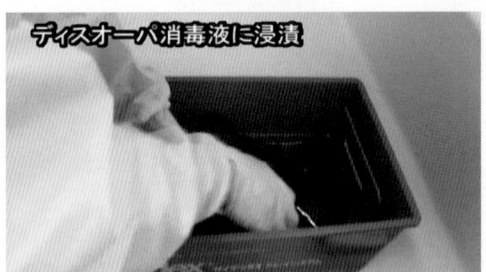

図2 ディスオーパ消毒液に浸漬(DVD 参照)

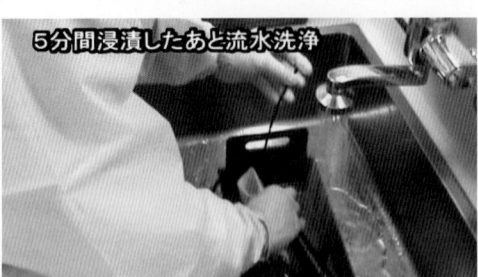

図3 浸漬後の流水洗浄(DVD 参照)

4 嚥下内視鏡検査に必要な解剖

1 はじめに

　嚥下内視鏡検査は，比較的侵襲が少なく安全な検査である．適切な手技で行うことにより，合併症を発症することなく検査を遂行することができる．しかしながら，適切な手技のためには，鼻腔・咽頭・喉頭の解剖を熟知しておくことが必須である．また，診断のためにも解剖が必須であることはいうまでもない．ここでは，検査に必要な解剖を説明する．

2 内視鏡の鼻腔挿入経路（図1）

　外鼻道から内視鏡先端部を挿入する．挿入する経路は，鼻腔内抵抗が少ないところを選択して通すと疼痛・違和感が少なくてすむ．無理に抵抗が強いところを通すと，痛みの原因になるだけでなく，出血の原因にもなるので注意が必要である．通常は，次の2か所が比較的抵抗が少ない．

図1　内視鏡の鼻腔挿入経路

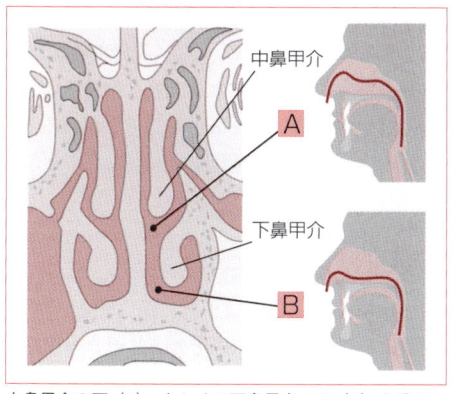

中鼻甲介
A
下鼻甲介
B

中鼻甲介の下（A），もしくは下鼻甲介の下（B）を通すと抵抗が少ない．

図2 中鼻甲介の下を通すときの挿入深さと内視鏡画像（右鼻孔から挿入）

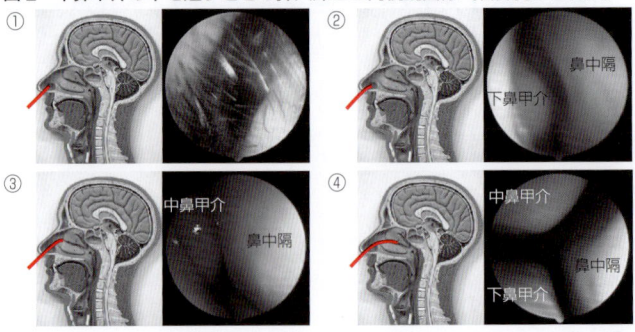

図3 下鼻甲介の下を通すときの挿入深さと内視鏡画像（右鼻孔から挿入）

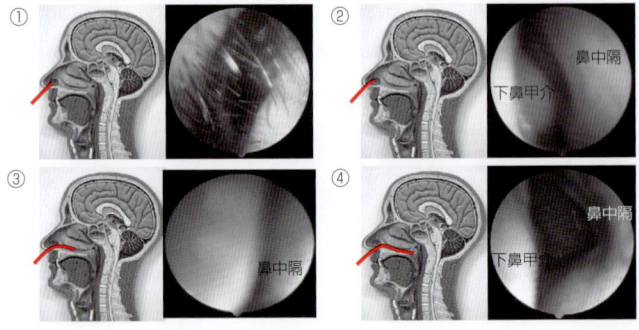

1）中鼻甲介の下（図2）

　中鼻甲介の下の鼻道は，比較的広くあいている．下鼻甲介を下方に，鼻中隔を内側にみながら挿入していくと，視野前方に中鼻甲介がみえてくる．その中鼻甲介の直下の空隙を通すと鼻咽腔に到達する．鼻中隔湾曲のために鼻中隔が凸になっている場合には挿入困難なことがある．挿入部が鼻中隔や甲介にあたると，強い疼痛がある．鼻咽腔を観察したいときは，この経路を選んだほうが視野を確保しやすい．

2）下鼻甲介の下（図3）

　外鼻孔から鼻腔底とほぼ平行に挿入する．挿入するとすぐに前方に下鼻甲介，内側に鼻中隔がみえる．その下鼻甲介の下を，鼻腔底を下にみつつ挿入していく．この経路では，挿入中の視野が確保できないこともある．先端が鼻中隔にあたると疼痛を生じるが，鼻腔底に沿わせるように挿入すると，違和感は

図4 安静時の鼻咽腔

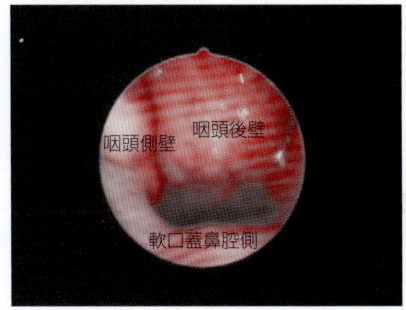

あるものの疼痛は比較的軽減されることがある．

3 鼻咽腔

　内視鏡挿入部の先端が鼻中隔を越えるあたりにくると，鼻咽腔が観察できる．鼻咽腔は，前方を軟口蓋鼻腔側，側方を咽頭側壁（耳管咽頭ひだ），後方を咽頭後壁で囲まれた腔である．小児では咽頭後壁にアデノイドが観察される．咽頭側壁と軟口蓋鼻腔側の間にある孔は耳管咽頭孔である．

1) 安静（鼻呼吸）時（図4）

　軟口蓋は下垂し鼻咽腔は開放される．

2) 発音時（図5）

　非通鼻音を発音したときには，おもに軟口蓋が挙上して鼻咽腔は閉鎖される．通鼻音を発音したときは，軟口蓋の運動は認めるものの閉鎖は行われない．

3) 嚥下時（図6）

　おもに軟口蓋の挙上運動によるが，発音時よりも咽頭側壁，後壁が内方運動し，絞り込むように鼻咽腔が閉鎖される．

4 咽頭・喉頭

　挿入部の先端が鼻咽腔を越えると中咽頭・下咽頭，あるいは喉頭が観察できる．

図5 発音時の鼻咽腔

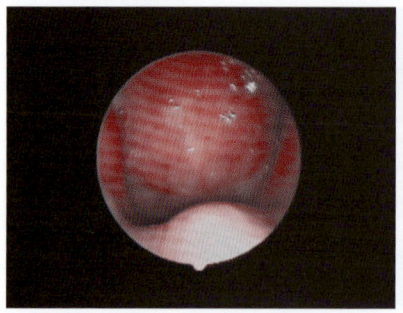
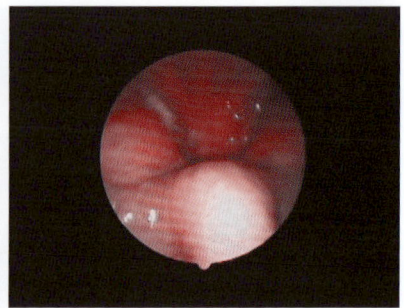

左；通鼻音発音時，右；非通鼻音発音時
通鼻音発音時は運動を認めるものの完全閉鎖には至らず，非通鼻音発音時には完全閉鎖しているのがわかる．

図6 嚥下時の鼻咽腔

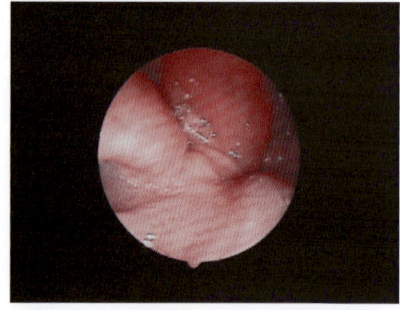

絞り込むように完全閉鎖しているのが観察できる．

図7 High positionからの観察

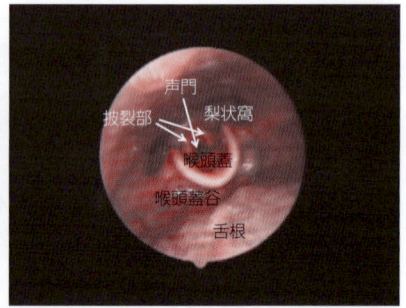

1) High positionでの観察（図7）

舌根，咽頭，喉頭全体を観察できる位置である．各器官の動き，口腔から流れてくる食塊の状態，嚥下反射が生じるタイミング，嚥下反射が生じる部位，唾液の貯留，食物の残留をみるのに適している．指示に従える症例では「イ」や「エ」の発音を指示すると梨状窩や声帯が観察しやすくなる．

2) Low positionでの観察（図8）

喉頭，声帯，気管が観察できる．この位置では，喉頭前庭の少量の唾液の貯留，喉頭侵入，誤嚥の有無をみるのに適している．

5 おもな解剖部位

・舌根：内視鏡を用いることにより，口腔内からは観察が困難な部位の舌根の

図8 Low position からの観察

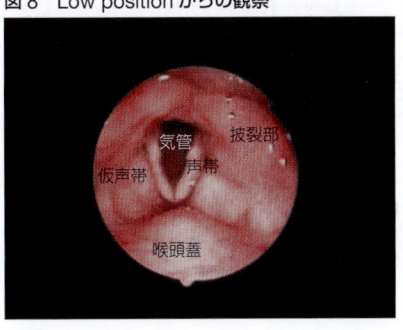

動きを観察できる．咀嚼時には，左右に大きくうねるような動きがみられる．
・喉頭蓋：嚥下動作のときに，喉頭挙上に伴い気管にふたをするように動く．その動きは内視鏡ではホワイトアウト（p.17 参照）が生じるため観察しにくいが，注意深く観察すると嚥下動作後に喉頭蓋が復位するのが観察できることがある．この内面（喉頭前庭側）をシャフト部先端で触れると，健常者では咳反射が生じる．
・喉頭蓋谷：喉頭蓋と舌根の間の谷をさす．健常者が液体を嚥下するときには，この部位に液体が達すると嚥下反射が生じることが多い．また，咀嚼を要するものを摂取したときには，食塊形成された食塊がこの部位に一時的に貯められる．比較的食物残留が生じやすい部位である．
・披裂部：発音時，嚥下時に左右対称に動く．嚥下時の気道閉鎖，咳嗽に重要な役割を果たしている．
・梨状窩：食道入口部の両側にある陥凹である．片側 1〜1.5 mL ほどの容量といわれている．嚥下内視鏡で，この部位に唾液貯留，食物残留があると咽頭収縮の不良を疑う（ただし健常者でも認められることもある）．
・食道入口部：食道は普段閉じているため，明確な孔としては観察できない．健常者では，この部位に食物が到達すると嚥下を我慢できない．よって，この部位に食物が到達しても嚥下反射が生じないときは，嚥下反射閾値の上昇を疑う．
・声帯：発音時，嚥下時に左右対称に動く．嚥下時の気道閉鎖，咳嗽に重要である．

5 VFとの比較，VEの問題点

1 はじめに

　摂食・嚥下障害の精査には，代表的なものに嚥下造影（VF；Videofluoroscopic Examination of Swallowing）と嚥下内視鏡検査（VE；Videoendoscopic Evaluation of Swallowing）がある．両者はそれぞれに特徴をもつ検査であり，優劣があるものではない．VEを行う際には，あらかじめそのような特徴を踏まえておくことが大切である．

2 VFとVEの特徴について（表1，表2）

　まず，誤嚥の検出率については，数多くの論文でVFとVEは同程度であると報告されている[1-5]．ただし，VEはVFよりも喉頭侵入や誤嚥はより重症に判定される[6]，咽頭残留の程度もより重度に判定するとの報告[7]もあることから，誤嚥や咽頭残留の観察に際してはとても鋭敏な検査であるといえる．また，携帯可能であるために訪問診療などでの検査が可能であること[8]，特別な検査室を要しないこと，被曝がないので必要に応じて検査時間を長くとることができること，咽喉頭部の直視が可能で通常の食物が使えること，唾液や痰の貯留などの咽頭の衛生状態を観察できることなどが利点としてあげられる．

表1　VFと比較した際のVEの利点

	VF	VE
誤嚥の検出率	同程度	同程度
持ち運び・携帯	できない	できる
特別な検査室の必要性	あり	なし
被曝の危険性	あり	なし
咽喉頭部の直接観察	できない	できる
検査食	造影剤入り	通常の食品
咽頭の衛生状態の観察	できない	できる

表2 VFと比較した際のVEの欠点

	VF	VE
口腔や食道の観察	できる	できない
嚥下反射中の観察	できる	できない
検査時の不快感	なし	あり
食塊動態の観察	できる	部分的に観察できる
咀嚼・食塊形成	できる	結果を観察できる

図1 ホワイトアウト

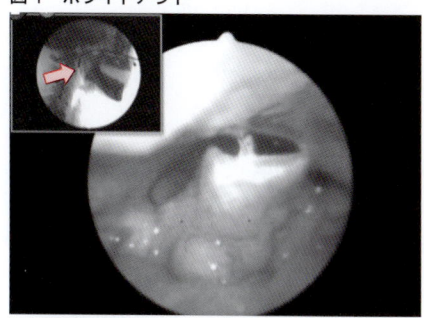
嚥下反射前

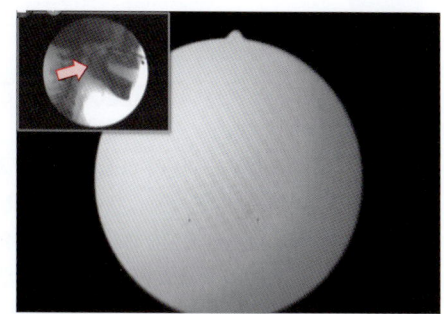
嚥下反射中

左写真に嚥下反射前、右写真に嚥下反射中のVFとVEを同期した映像を示す。矢印が内視鏡の先端を示すが、嚥下反射中には周囲の粘膜がシャフト部先端に密着するために視野が失われているのがわかる（DVD参照）．

　それに対しVEの欠点は、口腔や食道の観察ができないということがあげられる．つまり、咀嚼時の口腔内での食塊の動態や、嚥下後の食道蠕動の状態を観察する必要がある場合には、VFを行うのが望ましい．また、嚥下反射中は視野がなくなるホワイトアウト（**図1**）という現象が存在するために、再度視野が確保できるまでの間は観察ができないことに注意する．できるだけ観察しやすい色調の食物を検査に使用し、嚥下反射直前および直後の状態をよく観察する．また必要に応じて嚥下後に発声を促してみるなど、入念に検査を進めることにより、ホワイトアウトが検査に及ぼす影響を最小限に抑えるように心がける．内視鏡の挿入による検査時の不快感も欠点といえるために、検査は極力痛みや不快感を与えないように行う．

　また、過去にはVEによる咀嚼の評価は困難とされてきたが、近年、咀嚼時の舌根の動きの観察が評価に有用である[9]、咀嚼された結果をみることが可能である[10, 11]、などの報告もあり、VEを用いた咀嚼機能の評価方法の確立は今後に大きく期待される．

表3 VFとVEの使い分け

摂食・嚥下障害の状態	
唾液を常に誤嚥し，呼吸状態が不安定	VE
唾液は誤嚥しないが，直接訓練不可	VF ≧ VE
直接訓練可	VF ≧ VE
栄養としての摂食訓練可	VF ≦ VE
唾液誤嚥の危険性から，食形態または摂食法調整	VF ≦ VE
唾液誤嚥以外の理由で，食形態または摂食法調整	VF ≦ VE
完全にまたはほぼ常食	VF ≦ VE

3 VFとVEの使い分けについて（表3）

　VFとVEのいずれも利用できる場合には両方を用いて検査してもかまわないが，上記のような特徴を踏まえて使い分けをイメージすることで，検査場面でどちらの精査を行うとよいかを考えやすくなる．

　摂食・嚥下障害が表3のような状態にあるとして，唾液誤嚥の状態を観察したい場合にはVEを行う．直接訓練の可否を判断する場合にはいずれの検査を行ってもよいが，口腔内の食塊の動態の観察，喉頭挙上の程度，食道入口部通過の左右差などを確認したい場合にはVFのほうが有利である．ただし，それらの部分に関する詳細な観察を要しない場合には，VEでも十分評価が可能である．

　ついで，どのような食物を食べればよいかを判断したい場合には，通常の食物が利用できるためにVEが適している．この場合も先に記したように，口腔内の食塊動態の観察，喉頭挙上の程度，食道入口部通過の左右差を併せて観察する必要がある場合にはVFのほうが適している．VFとVEの，どちらが優れているということではなく，それぞれの特徴を活かした診察をすることが望ましいといえる．

文　献

1) Langmore SE, Schatz K, Olson N: Endoscopic and videofluoroscopic evaluations of swallowing and aspiration. Ann Otol Rhinol Laryngol, 100：678-681, 1991.
2) Wu CH, Hsiao TY, Chen JC, Chang YC, Lee SY: Evaluation of swallowing safety with fiberoptic endoscopic: comparison with videofluoroscop-

ic technique. Laryngoscope, 107：396-401, 1997.
3) Kaye GM, Zorowitz RD, Baredes S: Role of flexible laryngoscopy in evaluating aspiration. Ann Otol Rhinol Laryngol, 106；705-709, 1997.
4) Leder SB, Sasaki CT, Burrell MI: Fiberoptic endoscopic evaluation of dysphagia to identify silent aspiration. Dysphagia, 13；19〜21, 1998.
5) Logemann JA, Rademaker AW, Pauloski BR, Ohmae Y, Kahrilas, PJ: Normal swallowing physiology as viewed by videofluoroscopy and videoendoscopy, Folia Phoniatr Logop, 50；311-319, 1998.
6) Kelly AM, Leslie P, Beale T, Payten C, Drinnan MJ: Fiberoptic evaluation of swallowing and videofluoroscopiy: does examination type influence perception of pharyngeal residue severity? Clin Otolaryngol, 31;425-432, 2006.
7) Kelly AM, Drinnan MJ, Leslie P: Assessing penetration and aspiration: How do Videofluoroscopy and fiberoptic endoscopic evaluation of swallowing compare?. Laryngoscope, 117: 1723-1727, 2007.
8) 戸原玄：在宅における内視鏡を活用した摂食・嚥下障害の評価とリハビリテーション．医療連携による在宅歯科医療，日本歯科評論，東京，pp148-153, 2008.
9) 高橋賢晃，菊谷武，田村文誉，須田牧夫，福井智子，片桐陽香，戸原雄：嚥下内視鏡検査を用いた咀嚼時の舌運動機能評価．運動障害性咀嚼障害患者に対する検討，老年歯科医学 24(1)：20-27, 2009.
10) 戸原玄，村田志乃，植田耕一郎，植松宏，水口俊介：準備期および口腔期障害をもつ摂食・嚥下障害患者の評価に対する内視鏡検査の有用性．平成20年度8020公募研究事業研究報告書，財団法人8020推進財団，48-57, 2009.
11) 佐々生康宏，野原幹司，小谷泰子，阪井丘芳：内視鏡による食塊形成機能の評価 健常有歯顎者を対象として．老年歯学, 23(1)：42-49, 2008.

6 内視鏡の操作の仕方

1 はじめに

　嚥下内視鏡検査の手技は，修得してしまえばそれほど難しいものではない．ここでは手技習得のポイントとなる操作の方法，注意点などを説明する．

2 もち方

　嚥下内視鏡検査のときは，fish rod gripといわれるもち方が推奨される（**図1**）．この方法だと，術者が疲れにくく，症例や介助者などの動作を障害することも少ない．このときの内視鏡本体の操作方法には二通りあり，アングルレバーを人差し指で操作する方法と，親指で操作する方法がある（DVD参照）．自分のやりやすい方法を選んで，その方法に習熟することが重要である．

3 操作手技 （表1）

　内視鏡で操作できる部位はアングルレバー（p.5参照）のみである．このレバーを操作することで，シャフト部先端を曲げることができる．また，曲げた状態で先端部を軸回転させると，シャフト部先端を左右に振ることができる（DVD参照）．この二つの操作を基本として，みたいところ，進みたいところ

図1　Fish rod grip

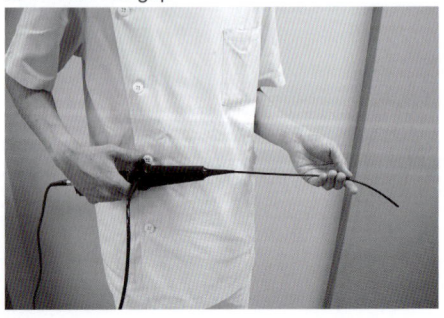

表1　基本となる操作手技

| 1. アングルレバー |
| 2. 軸回転 |
| 3. 軸方向（挿入深さ） |

図2　シャフト部のたわみ

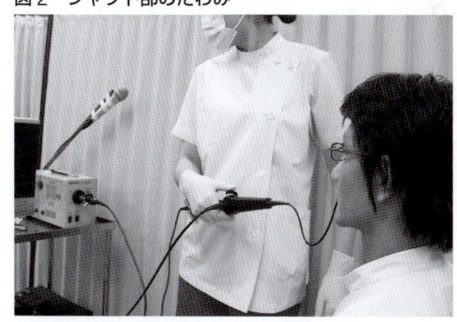

たわんでいると，軸回転，軸方向の動きが妨げられるので注意する．

を視野の中央にもってくることができる．

　もう一つ重要な操作は，軸方向への動作，すなわち挿入深さの調整である．接近してみたい場合には，みたい部位を視野中央にもってきて深く挿入すると拡大像が得られる．反対に，浅く引きぬくと全体像が把握できる．このように，レバー，軸回転，軸方向の三つの動きが基本となる．

4 操作時の注意点

1）シャフト部をたわませない

　鼻腔内や鼻翼の挿入抵抗のために，検査中に鼻腔外の挿入部がたわむことがある（**図2**）．挿入部がたわんでいると軸回転，前後動作させにくい．検査中は画面ばかりに気が行きがちだが，操作しにくいと感じたときは，挿入部がたわんでいないかを確認し，改善するように操作する．

2）レバー方向と画面上下のズレに注意する

　軸回転させると得られる画像も回転するため，アングルレバーで操作する方向と画面の上下にズレが生じる．具体的にいうと，画面の上方向に進めようとアングルレバーを操作しても，軸回転させていると画面の上下方向とは異なる方向にシャフト部先端が曲がるので注意して操作する．

図3　過度のレスト（左）と被検者に触れないレスト（右）

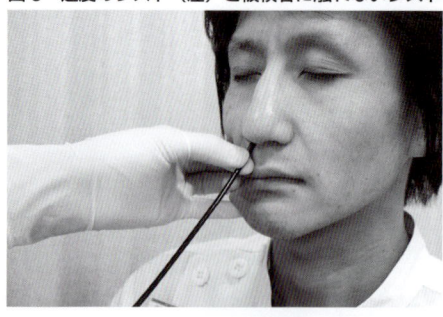 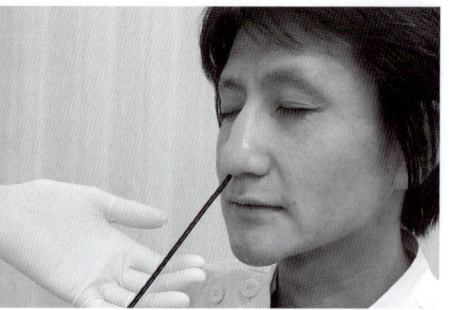

図4　鼻腔を通過できない場合の対応

鼻中隔湾曲　　　　　→　挿入経路変更
鼻粘膜肥厚・腫脹　　　　細径の内視鏡へ変更

シャフト部が鼻孔に引っかかって入らないこともあるので，画面以外に鼻孔周囲も確認する．

3）症例に対する過度なレストはさける

　検査時には，安定した操作をするために，症例の顔付近にレストを置くことがある（**図3**）．ただし，過度のレストは摂食動作，咀嚼動作の妨げとなるので避けるようにする．

5　トラブル時の対応

　検査中には，検査遂行を妨げるような現象が起こることがある．そのようなときにも冷静に対応できるように，あらかじめ対処法を心得ておく．ここでは代表的な三つのトラブルについて，その対応法を説明する．

1）鼻腔を通過できない（図4）

　原因としては鼻中隔湾曲や粘膜の肥厚・腫脹が考えられる．その場合は無理をせずに，中鼻甲介の下が通らなければ下鼻甲介の下を通す（もしくはその反対），反対側の鼻孔から挿入する，というように挿入経路をかえるとよい．また，細い径の内視鏡があるときは，そちらの挿入を試みるのも一法である．
　基本的なことであるが，挿入部が鼻孔に引っかかっていることもある．挿入を進められないときは，画面だけでなく鼻孔周囲も確認する．

263-01536

6—内視鏡の操作の仕方

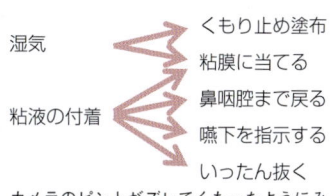

図5 画面がくもった場合の対応

湿気 → くもり止め塗布
　　　　粘膜に当てる
粘液の付着 → 鼻咽腔まで戻る
　　　　　　嚥下を指示する
　　　　　　いったん抜く

カメラのピントがズレてくもったようにみえることがあるので，検査前にピントを確認する．

図6 何もみえなくなったときの対応法

くもってみえない → くもり時の対応（図5）
咽頭狭窄 → 下顎を前方に出す
分泌物貯留 → 吸引する

2) 画面がくもる（図5）

　鼻腔内の湿気で視野がくもることがある．そのときはどこかの粘膜壁にレンズを当てるとくもりは解消される．内視鏡レンズにくもり止めを塗るのもよい．レンズに分泌物が付着したときも画面がくもってみえるが，そのときは，分泌物を振りほどくように鼻咽腔あたりまで先端部を引き抜く，レンズを粘膜壁に当てる，患者に空嚥下を指示するなどで解消されることが多い．どうしてもくもりがとれないときは，いったん抜いてレンズ周囲を清拭してから再度挿入する．

　カメラ・内視鏡のピントが合っていないときも，くもったようにみえるので，挿入前には必ずピントが合っているかどうかを確認する．

3) 何もみえない（図6）

　くもりがひどいと何もみえなくなる．また，食物がレンズに付着したときも視野がなくなる．そのときは，くもったときと同様の対応をする．

　咽頭が狭窄して腔がない場合にもレンズに粘膜が接するため何もみえなくなることがある．そのときは，症例の下顎を前方に移動させて咽頭腔を広げると視野が広がる．咽頭に大量の唾液・分泌物が貯留しているときも視野が妨げられるので，そのような場合には吸引を行う．

7 健常者の内視鏡所見と観察ポイント

1 はじめに

嚥下内視鏡検査で評価・診断を行うには，症例の異常所見に気づくことがはじめの一歩となる．そのためには，嚥下内視鏡検査の所見において，何が正常であるかということを熟知しておく必要がある．ここでは，健常者の内視鏡所見と評価時に観察するポイントを説明する．

2 鼻咽腔（表1）

シャフト部先端が鼻腔を通過すると，軟口蓋の鼻腔側がみえてくる（図1）．そこでみえる軟口蓋鼻腔側，咽頭側壁，咽頭後壁で囲まれたところを鼻咽腔という．鼻咽腔は安静時（鼻呼吸時）には開放されている．嚥下時には軟口蓋が挙上し，かつ咽頭側壁，後壁が内方運動することで鼻咽腔は閉鎖される．閉鎖が達成されないと，食物や液体の鼻腔への逆流の原因となる．通鼻音（マ行，ナ行，ン）発音時には軟口蓋が運動するものの鼻咽腔の閉鎖はみられないが，非通鼻音発音時には鼻咽腔は完全閉鎖する．

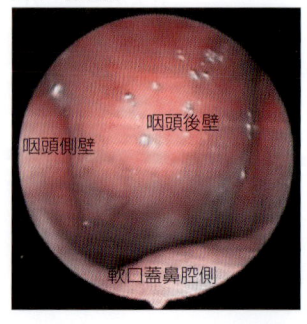

図1 鼻咽腔

表1 鼻咽腔の観察ポイント

- ・（非通鼻音）発音時に閉鎖するか
- ・嚥下時に閉鎖するか
- ・嚥下時に食物・液体の逆流がないか

（ただし逆流は，純粋な鼻咽腔閉鎖不全によることもあるが，多くは咽頭収縮の障害のために，鼻咽腔閉鎖終了後にタイミングがずれて咽頭の圧が高まってしまうことによるといわれている）

7—健常者の内視鏡所見と観察ポイント

表2 咽頭・喉頭の観察ポイント

・安静時，運動時に左右対称か
・発音時に声門がほぼ閉じるか
・咳ができるか　痰が出てこないか
・唾液の貯留がないか

図2 High position からの観察

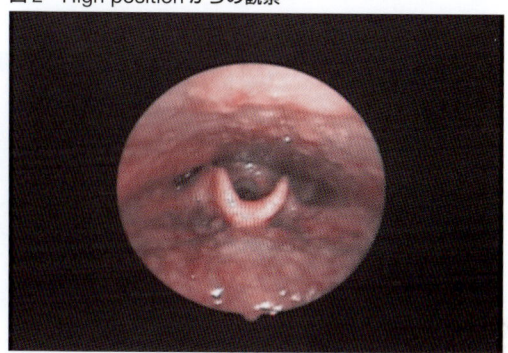

左右の対称性に注意して観察する．

3 咽頭・喉頭（表2）

　内視鏡先端が鼻咽腔を越えると，中咽頭・下咽頭，あるいは喉頭が観察できる．安静時には器質的な異常がないかをみる．そのときは左右の対称性に注意するとよい（**図2**）．「ア」や「オ」を発音したときは咽頭腔が狭くなるが，「イ」を発音すると観察が容易になる（**図3**）．発音時には披裂部，声帯が左右対称に動き，声門がほぼ閉鎖され，注意深くみると声帯が振動しているのが観察できる．
　咳のときは，声帯と披裂部が内方運動し，完全に声門を閉じることによって声門下圧が高められ，その後声門を瞬時に開放することで，爆発的に呼気が出る．誤嚥物や痰があるときは，咳に伴い声門から飛び出してくる．健常者では，唾液の貯留はほぼ認められない．そのため，喉頭蓋谷や梨状窩に唾液があるときには，嚥下障害を疑うようにする．

4 嚥下（表3）

　検査時には，実際に液体・食物を摂取している様子を観察する．嚥下動作の

表3 嚥下時の観察ポイント

・ホワイトアウトがあるか
・どこで嚥下反射が生じるか
・食塊形成は良好か
・残留の有無，場所
・誤嚥の有無

図3 発音時の咽頭

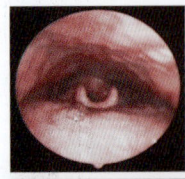
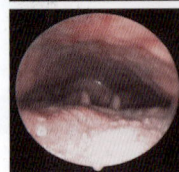
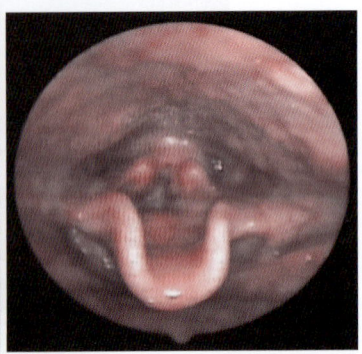

左上；「ア」発音時，左下；「オ」発音時，右；「イ」発音時．「イ」を発音しているときは，咽頭・喉頭が観察しやすいのがわかる．「エ」のときも比較的観察しやすい．

図4 健常者の液体嚥下時の所見

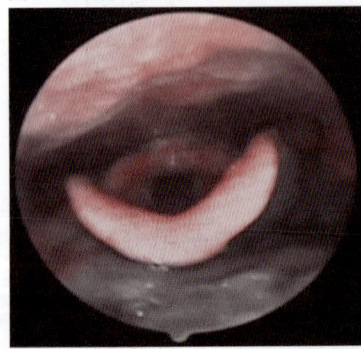
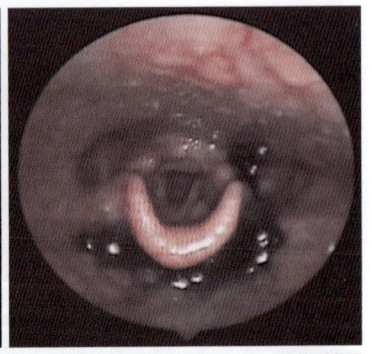

左；液体が喉頭蓋谷に達した瞬間．右；喉頭蓋谷から梨状窩まで液体が流れている．液体が喉頭蓋谷に達した瞬間に嚥下反射がスタートすることが多いが，健常者であっても梨状窩まで達することもある．

7—健常者の内視鏡所見と観察ポイント

図5 パン摂取時の内視鏡所見

喉頭蓋谷に食塊形成されたパンが貯まっている．一度，このように喉頭蓋谷に溜められてから嚥下が生じることが多い．

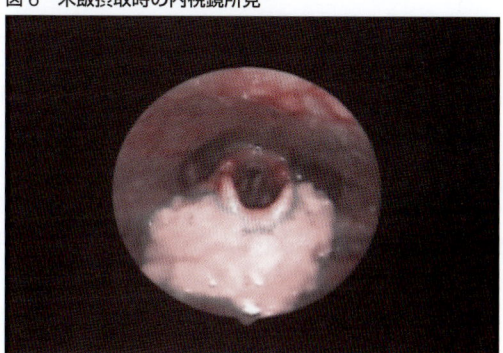

図6 米飯摂取時の内視鏡所見

観察しやすいように米飯に緑色がつけてある．米飯の粒が破砕され，唾液と混ぜ合わされて，一塊となっている．食塊形成良好である．

瞬間は咽頭腔が完全に閉鎖され，レンズに粘膜が接するために視野がなくなる（ホワイトアウト）．ホワイトアウトが認められないときは，咽頭収縮の不良を疑う．

健常者の液体嚥下時には，通常は喉頭蓋に液体が触れるとすぐに嚥下反射が起こる（**図4**）．ただし，まれに健常者であって，梨状窩付近にまで液体が到達してから嚥下反射が生じることもある．食道入口部付近に到達しても嚥下反射が生じなければ，そのときは嚥下反射の閾値上昇，異常所見といえる．咀嚼を要するものを摂取したときは，咀嚼に伴って舌根が左右にうねるように動

図 7 米飯嚥下後の残留

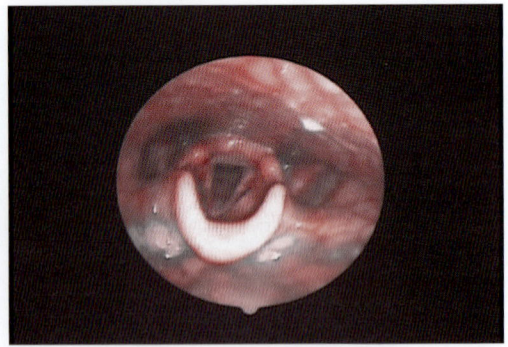

健常者であっても嚥下後にこの程度の少量の残留を認めることがある．

く．咀嚼された食物は順次，咽頭に送られ喉頭蓋谷に貯められ，ある程度溜まると嚥下反射が生じる（**図 5**）．このときも一部の食塊が梨状窩までいくことがあるが，それは異常所見ではない．

　良好な食塊形成は，食塊中の粒子が小さく，食塊がひと固まりになっている状態である（**図 6**）．健常者でもあまり咀嚼せずに嚥下するときは食塊形成が不良なことがあるが，十分に咀嚼すると良好な食塊形成が観察できる．

　嚥下後の喉頭蓋谷や梨状窩への食事の残留は，健常者であっても認められることが多い（**図 7**）．「残留＝異常」ではないことに注意する．残留が非常に多いときや誤嚥につながる残留があったときは異常と判断する．

　健常者では誤嚥は認められない．誤嚥があれば異常と判断してよい．ただし，声門下に到達しない喉頭侵入は健常者でも認められる所見であるので注意する．

8 典型症例と対応

1 はじめに

　本章では，DVDに収載した典型的な症例の画像の紹介と所見のとり方，対応の考え方などを紹介する．前章「健常者の内視鏡所見と観察ポイント」で紹介した情報を踏まえて本章をご覧いただきたい．実際には，全身状態や環境などさまざまな視点からの総合的な評価をもとに患者への対応を考えるが，ここでは嚥下内視鏡検査所見から得られる情報のとり方について説明を行う．

2 対応を考える際の基本

　嚥下内視鏡検査によって，たとえば誤嚥や咽頭残留などの異常がみられた場合には，訓練によって機能を改善するという考え方ももちろん重要である．しかし，"対応"を変更することにより誤嚥や咽頭残留が起こらない，もしくは軽減する方法を探すという考え方が大切となる．その際，対応が変更可能な部分には，食物の形態，食べるときの姿勢，食べ方もしくは食べさせ方があるので，それらをさまざまに変更してより安全な方法を探すように検査を進め，必要な訓練などを同時に考えるようにする．

3 典型症例と対応

1）軟口蓋挙上不良（DVD参照）

　図1の症例は，ALSによる球麻痺の例である．VF直後のためにバリウムが鼻咽腔に逆流していることが観察される．なお，「カカカ」と発音を命じているが「ハハハ」と聞こえ，さらに発音時に鼻咽腔が閉鎖していないことが確認できる．なお，鼻咽腔が閉鎖しないものの舌の動きに大きな問題がなければ，「カ」と発音させた場合には「ンガ」のように聞こえやすい．この症例では舌の委縮が顕著であったために，発音時に舌と口蓋が接触しないため，「カ」が「ハ」と聞こえている．
　逆流の程度にもよるが，このような所見が認められた場合には，逆流が軽減

図1 軟口蓋挙上不良

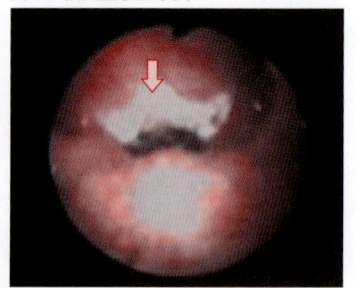

VF直後のためにバリウムが鼻咽腔に逆流している（黒矢印）．
「カ」と発音を命じているが，鼻咽腔が閉鎖しない．

図2 乾燥した痰

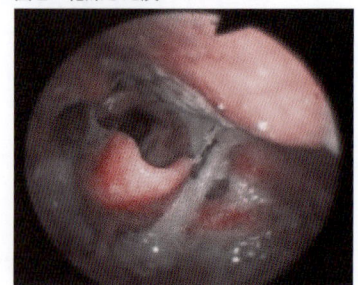

咽頭内に乾燥した痰が多量に付着していることが確認される．
このような症例では，口腔内にも同様の痰が付着している場合が多い．

するような食物，食べ方，姿勢があるかどうかを探すように検査を進めるとよい．また，間接訓練を行う場合にはブローイングが適応となる．そのほか，軟口蓋挙上装置を用いることにより，人為的に鼻咽腔を閉鎖させるという対応もある．この装置は開鼻声の改善には非常に有効である．嚥下時の鼻咽腔への逆流改善にもこの装置が有効となる症例もあるが，実際嚥下時には軟口蓋は挙上するだけではなく下方へも動くために，その動きが阻害されて逆に嚥下困難を訴える症例もある．そのような場合には，話すときには装置を用い，食べるときには外すように指導することもある．

2）乾燥した痰（DVD参照）

図2は，長期にわたり絶食で胃瘻を設置している症例である．咽頭に多量に乾燥した痰が付着している様子が確認できる．このような症例は口腔内も同様に汚れていることが多く，こういった所見がみられた場合には，訓練というよりも口腔ケア，口腔内の保湿，ネブライザをかけたあとに吸引を行うなどの対応が必要となる．この症例は口腔ケアを徹底的に行ったことにより痰の付着がなくなり，ゼリーを用いた直接訓練を開始できるようになってからは訓練による自浄作用により咽頭への痰の付着はほとんど認められなくなった．

ただし，注意すべきなのは，口腔内はケアによりきれいになっているのにもかかわらず，咽頭部にはこのような痰が多量に付着している場合もあるということだ．口腔内が特別汚れていないのにもかかわらず，痰が付着し口臭が著しい場合にはこのような咽頭の汚染状態を一度疑ってみるようにする．

図3 唾液誤嚥

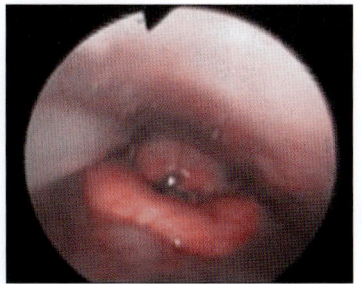

唾液を飲み込めず，そのまま誤嚥していることが確認できる．
また，誤嚥した唾液に対しても咳による喀出はみられない．

3）唾液誤嚥（DVD 参照）

　図3はほとんど寝たきりで経鼻胃管より栄養摂取しており，気管切開されている症例である．咽頭部の痙攣も強く，唾液をまったく飲み込むことができないために鼻腔まで逆流しているのが観察できる．咽頭内にファイバースコープの先端が入ると，唾液が一見なくなったようにもみえるが，誤嚥されているだけで飲み込めているわけではない．また，誤嚥した唾液に対しても咳による喀出の反応はみられない．

　ここまで重度の唾液誤嚥の症例では，嚥下自体の訓練を考えるよりも，体位変換で唾液が咽頭に流れ込みにくくする，吸引の頻度などを増やすなど，唾液誤嚥への対応を考えたほうがよい．また，唾液誤嚥の量をすぐに減らすことも困難であることが予想されるために，こういった症例ほど口腔ケアが重要となる．

　ここまで重度の唾液誤嚥でない場合には，咳嗽訓練にて咳がうまく出せるようにする，呼吸筋ＲＯＭや口すぼめ呼吸にて呼吸を深くする，アイスマッサージを用いて唾液を飲み込む練習を行う，頭部挙上訓練により一度に飲み込める力を強くするなど必要な訓練を適用するのがよいだろう．また，唾液誤嚥が低頻度にはあるものの，食事の誤嚥はほとんどないという症例もある．そういった場合には，食事の誤嚥と唾液の誤嚥を別にとらえて対応を考えるようにする．

4）安静時誤嚥物（DVD 参照）

　図4は安静時，つまり実際に摂食させたのちではなく，昼食直前にVEを行った映像からの抜粋である．朝食と思われる食物が喉頭蓋谷にも多量に残留

図4 安静時誤嚥物

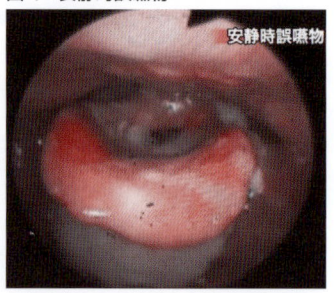

摂食直後ではなく昼食直前の映像であるが，朝食と思われる食物が気管から噴き出していることが確認される．

図5 骨棘

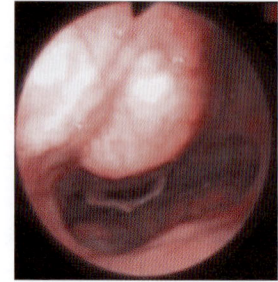

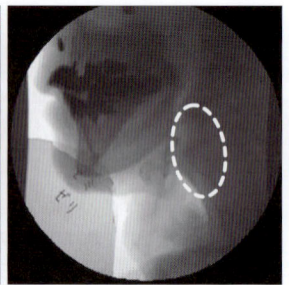

巨大な骨棘により通過障害を生じた例．
右図は同一患者のVFを示す．点線の円内に骨棘が確認される．

していることと，気管から噴き出している様子が確認される（**図4**）．
　検査を進めながら誤嚥や重度の咽頭残留が起こらない食物，姿勢，食べ方を探すことにより安全な条件を設定できれば，経口摂取の継続が可能となる場合もある．ただし，実際に安全な条件の設定が困難で，しかも安静時にこのような症状がみられるようであれば，経管栄養の必要性を考慮する必要がある．特に熱発など誤嚥性肺炎の危険性，また体重減少など低栄養の問題がみられるようであれば，このような状態のまま経口摂取にこだわることが安全であるとは考えにくい．

5）骨棘（DVD参照）

　巨大な骨棘により食物の通過障害が生じた例を示す（**図5**）．ここまで大きな骨棘はそれほど多くはないが，自覚症状として飲みづらさがあっても，骨棘

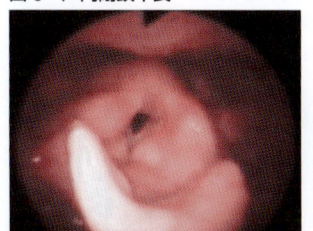

図6 声門閉鎖不良

「イー」と発声させているが，声門が閉鎖していないことが確認できる．

意外に特記すべき既往がないと，嚥下障害があまり疑われないままになっていることがある．よって，特記すべき既往歴や現疾患がない場合にも，摂食・嚥下障害を疑わせる症状が著しい場合には，積極的に評価・検査をするのが望ましい．

骨棘がみられる場合にも，骨棘があっても誤嚥しない食物，食べ方，姿勢があるかどうかを探すことが基本となるが，代償法として頸部回旋が効果的なことが比較的多くみられる．そのような代償的な対応のみで危険を回避することができなければ，骨棘の除去術や，経管栄養の必要性を考慮する必要な場合もある．

6）声門閉鎖不良（DVD参照）

声門閉鎖の状態をみるために「イー」と発音させているが，声門が閉鎖していないことが確認できる（**図6**）．声門閉鎖が不良であれば必ず誤嚥するものでもないが，誤嚥のリスクファクターではあるために，実際に誤嚥しない食べ方，姿勢があるかどうかを確認するように検査を進める．

間接訓練としてはプッシングエクササイズが適応となる．また，口を閉じたまま息ごらえをすると，口唇と軟口蓋は閉鎖するものの声門閉鎖が起こらない症例もある．そのような場合には口をあけて息ごらえをさせることで，声門が閉鎖しやすくなることもある．また，患者本人の意識がはっきりしている場合には，内視鏡検査で得られる画像をみせた状態でプッシングや息ごらえなどのタスクを行わせ，どのようにすれば声門がしやすくなるかを教えながら練習させることも効果的である．

図7 半固形物の誤嚥

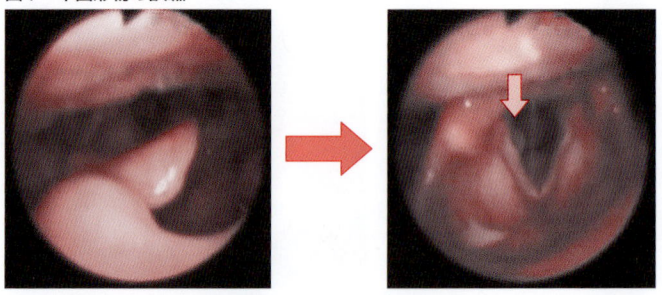

プリンを誤嚥しているところが観察される（白矢印）．
なお，内視鏡の先端が軟口蓋付近にあると気管内が観察しづらい場合があるので（左），
その場合には喉頭に近接させて観察するとよい（右）．

図8 液体誤嚥

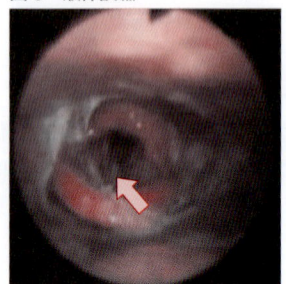

牛乳を誤嚥しているところが観察される（白矢印）．

7）半固形物の誤嚥（DVD参照）

図7はプリンを誤嚥している映像からの抜粋である．声門下に入っているので誤嚥であり，さらにむせ込みがないので不顕性誤嚥とよばれる状態である．このような場合にも，誤嚥しない食物，食べ方，姿勢を探すように検査を進めるのが基本となる．ただし，多量もしくは著しく高頻度の誤嚥でなければ，嚥下後に意識的に咳払いを行わせる，嚥下後にときどき自発的に発声を行わせるなどの対応を励行することにより，比較的安全に経口摂取を続けてもらうことが可能となる場合もある．

8）液体誤嚥（DVD参照）

本例では，牛乳を誤嚥しているところが観察される（**図8**）．嚥下反射が起こるタイミングよりも早期に牛乳が咽頭に流入することにより，嚥下反射惹起

図9　ホワイトアウト不良

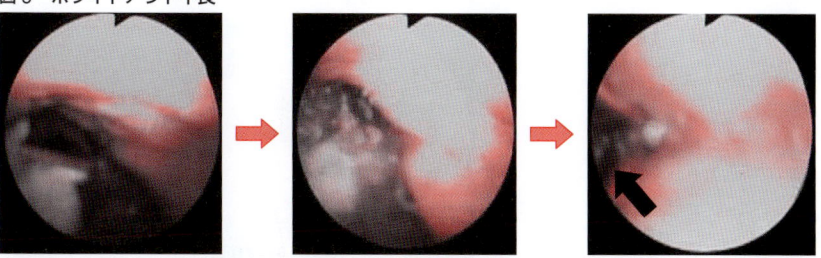

嚥下時にホワイトアウトが不完全な様子が観察される（黒矢印）.

が間に合わずに誤嚥している．ただしこの症例では，誤嚥後比較的早期に咳反射が起きているので，咳反射の惹起はそれほど悪くない．こういった所見がみられた場合には，液体にトロミをつけるのが一般的な対応となる．その場合，ごく少量のトロミつけでも誤嚥防止に効果がみられることがあるので，トロミを不用意につけすぎないように注意する．また，患者の意識がはっきりしている場合には，息ごらえ嚥下を覚えてもらうことにより誤嚥を防止できることもある．

9）ホワイトアウト不良（DVD参照）

　口腔咽頭腫瘍術後の患者で，嚥下後の残留物を除去するためにお茶を嚥下してもらっているが，1回目の嚥下のときにホワイトアウトが不完全なことが観察される（**図9**）．2回目の嚥下のときにホワイトアウトが観察されるのは内視鏡先端の位置が1回目の嚥下のときと2回目の嚥下のときとで異なることが原因である．

　このような場合にも，誤嚥や咽頭残留食物，食べ方，姿勢があるかどうかを探すように検査を進めることが基本である．一方で，ゼリーなど残留物を除去しやすい食物を利用して，残留を流しながら食べる交互嚥下に効果があるかを観察しておくことも有用である．

10）咽頭残留（DVD参照）

　DVDに掲げた咽頭残留1の映像では，嚥下後に多量に食物が残留することが確認できる（**図10**）．まずは咽頭残留，および咽頭残留を原因とした誤嚥をしない食物，食べ方，姿勢を探し，ゼリーなど流れのよいものを用いた交互嚥下の効果をみておくとよいだろう．意思の疎通がはかれる場合には，残留の感覚があるかどうかを確認しておき，対応に活かすようにする．間接訓練としては頭部挙上訓練などが適応となる．

図10 咽頭残留1

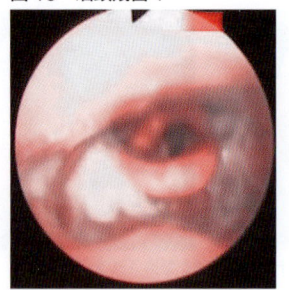

嚥下後に多量の咽頭残留が確認される.

図11 咽頭残留2

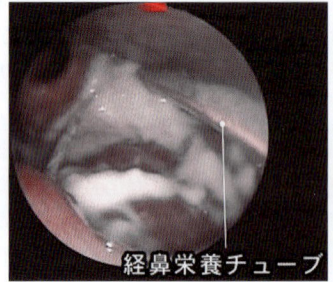

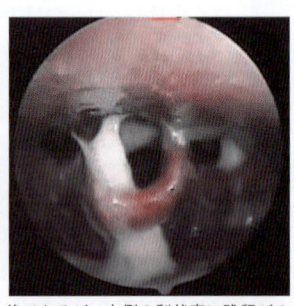

経鼻栄養チューブ

左は経鼻栄養チューブを入れたまま嚥下した後であるが、左側の梨状窩に残留がみられる．それに対して，右は経鼻栄養チューブを抜いてから嚥下した後の画像で，左側の梨状窩の残留が改善されたことが観察できる．

　なお，健常者でも軽度の咽頭残留がみられる場合は多いので，軽度の残留はあまり重大にとらえるべきではない．また，梨状窩の残留は交互嚥下や頸部回旋による嚥下で除去されることが多いが，喉頭蓋谷の残留はなかなか除去できない場合が比較的多い．そのような症例に対してどうしても喉頭蓋谷に残留させたくない場合には，食物の通過経路が喉頭蓋谷を通らないように，頸部回旋や一側嚥下を用いてもよい．患者の意識がしっかりしている場合には，食後に自発的に吐き出させるようにするのも方法である．

　喉頭蓋谷の残留が軽度であり，かつ残留除去が困難な症例に対して，そのような代償法を用いる必要があるかどうかという点については，むせや熱発の状況などを踏まえ，危険性の程度から判断すべきであろう．

　咽頭残留2の映像では経鼻栄養チューブを留置したままプリンを飲み込んでもらうと，嚥下後もプリンが左側の梨状窩に残留する（**図11**）．同じ患者に

図12 咀嚼不良

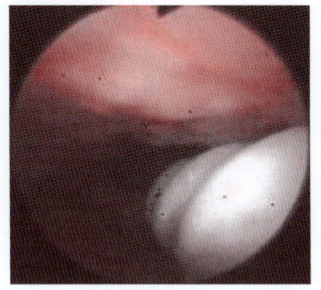

マカロニをまったくかまずに丸のみしている様子が確認できる．

対してチューブを抜いてから嚥下してもらうと，左側梨状窩の残留は改善された．このようにチューブの留置は咽頭残留の原因となることがある．また，経鼻栄養チューブが咽頭を交差していると，咽頭蓋の反転が困難となるため，咽頭残留や誤嚥の原因となることもある．このような場合，たとえば直接訓練のたびに毎回経鼻栄養チューブを抜いて，訓練が終わったら挿入できるような環境下では，直接訓練の際にはチューブを抜去してもよい．しかし，実際にそのような環境を整えることができなければ，チューブを細くする，チューブが喉頭蓋の反転を阻害しないように入れなおしてみるなどの対応を試みる．

11）咀嚼不良（DVD参照）

マカロニを完全に丸のみをしているところが確認できる（**図12**）．ここまで丸のみをしている症例はあまりないが，誤嚥のみならず窒息の危険が高い．このような患者の場合，咀嚼の訓練をするという考え方もあるが，まずは丸のみでも誤嚥しない食物を探し，そのうえで咀嚼の訓練をする，歯科治療を考えるなどの対応を行うのが現実的である．

12）食塊形成不良（DVD参照）

食塊形成不良の例では，ある程度食物はかまれているものの，それが四方八方から咽頭に入ってきているのが確認できる（**図13左**）．このような状態では，咽頭に入った食物の一部を安全に飲み込めても，その次の食物がすでに咽頭に入ってきているので，飲み込みのタイミングがずれると誤嚥につながる．まとまりのよいものを食べてもらう，食物にあんをかける，などの対応が必要となる．

舌の動きが悪いことにより食塊形成が不良になっている場合には，間接訓練

図13 食塊形成不良

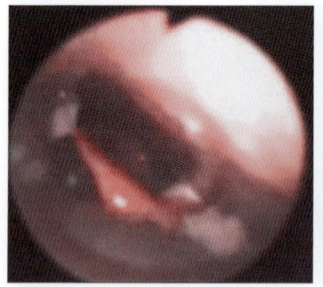

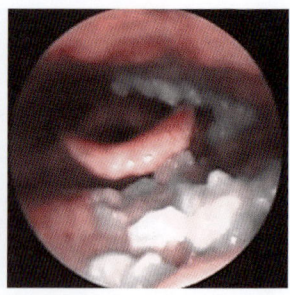

左画像では咽頭内に食物がバラバラの状態で入ってきていることがわかる．右は口腔乾燥が原因で食塊形成が不良となっている患者の画像を示す．

図14 誤嚥物排出

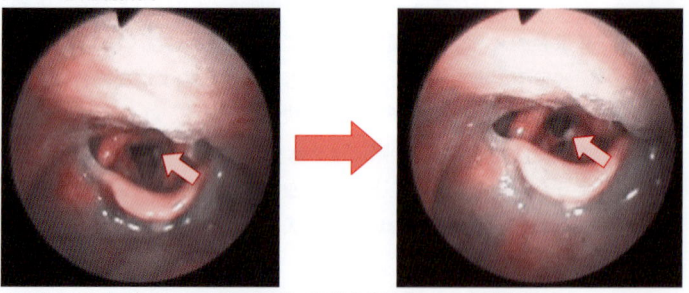

左画像では誤嚥が認められるが，右画像では排出されていることが確認できる．

としては舌の可動域訓練や筋力負荷訓練が適応となる．舌の動きが著しく不良で，舌がほとんど口蓋に達しないような場合には，舌接触補助床の作製を検討する必要がある．

　食塊形成不良その2の症例では，脳卒中などによる麻痺はないために米飯を粉砕することはできているものの，著しい口腔乾燥を呈していたために食物の滑りが悪く塊にまとめられていないことがわかる（**図13右**）．口腔乾燥が原因で咀嚼や食塊形成がうまくできない場合には，食事の最初を水分から始める，食事内容を水分を多く含むものへ変更する，液体で交互嚥下を行うなどの指導が有効となる．

13）誤嚥物排出（DVD参照）

　図14左では，多量の咽頭残留および誤嚥が認められる．この症例は，誤嚥後にむせ込みはみられないものの，「ウー」とうなり声を出し続けて，それに

図15 上部食道からの逆流疑い・胃食道逆流

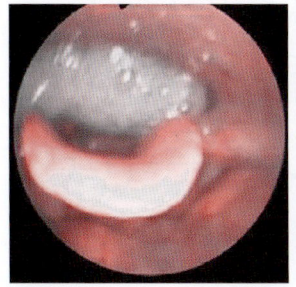

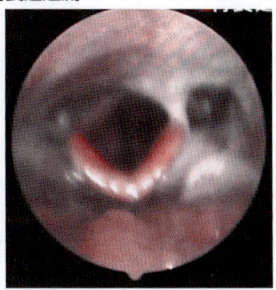

左画像からは嚥下後に食道より食物が逆流してくる様子が観察される．
右画像は胃瘻より注入した栄養剤が咽頭まで逆流していた様子が確認される．

したがって誤嚥物が排出されると（**図14右**）うなり声が止むことが確認された．この患者に対しては食事中にうなり声が出たらひと休みして，うなり声が止んだら食事を再開するよう指導を行った．

このように，VEを行うことで誤嚥などの症状がみられた場合には，その後にどのような反応が出るかを観察して，患者ごとに対応を決めることが重要である．

14）上部食道からの逆流疑い（DVD参照）

嚥下後に食道から食物が逆流している様子が確認される（**図15左**）．いわゆる嚥下の検査を行っている最中に誤嚥などが認められない場合にも，食後に必ずむせる，食後に食物が戻るなど，疑わしい症例に対しては，検査時間を長くとる，食後しばらく時間がたってから観察するなど，検査のタイミングを工夫することでこのような所見が得られる場合がある．

15）胃食道逆流（DVD参照）

図15右では，胃瘻で栄養管理されており，経口摂取をまったく行っていなかったが，口から栄養剤の臭いがするということで内視鏡検査を行い，胃食道逆流が食道にとどまらず，咽頭にまで逆流していることが確認された．

このような症例への対応としては，注入直後に水平位にならない，注入物を半固形化にする，食道を動かすために直接訓練を行うなどの方法があげられる．

9 見逃してはいけない器質的疾患と使用にあたっての注意事項

1 見逃してはいけない器質的疾患

　嚥下内視鏡検査中には，咽頭や喉頭の器質的疾患を発見することがある．その代表的なものとして，腫瘍と声帯ポリープがあげられる．嚥下障害や咽喉頭の違和感を訴える患者のなかには，中・下咽頭癌や頸部食道癌の場合もあるので，見落とすことがないように注意しなければならない．頸部を左右に回旋させることにより，また息ごらえにより下咽頭が観察しやすくなる．

　腫瘍による嚥下障害には，さまざまな病態がある．腫瘍が嚥下時の喉頭蓋反転を阻害するなどの嚥下器官を直接圧迫する場合，腫瘍の転移や浸潤により反回神経麻痺を生じるなどの神経筋障害による場合などである．悪性腫瘍による嚥下障害には，頭頸部癌のほかにも，縦隔や咽頭リンパ節に浸潤する癌もあり，腫瘍などの器質的疾患が疑われる場合は，主治医に報告し耳鼻咽喉科などの専門医への受診を勧める．

　嗄声がある場合，声帯麻痺や声帯ポリープの有無を確認する．声帯麻痺の原因として，腫瘍による反回神経麻痺の可能性もあるので，嗄声の原因についても考えながら嚥下内視鏡検査を行うことが重要である．

　咽喉頭粘膜の発赤や腫脹がみられる原因のなかには，咽頭炎や喉頭炎が含まれる．ウイルス感染による炎症がきっかけとなることが多く，嗄声や嚥下痛，嚥下困難感を呈することもある．喫煙状況や発熱の有無などを聴取し，咽頭炎や喉頭炎が疑われた場合には，耳鼻咽喉科受診を勧めるようにする．

　頸椎椎体前縁の異常骨化により中～下咽頭後壁が著しく突出したため，嚥下障害を生じることがある．Forestier病（強直性脊椎骨増殖症）は，頸椎前縦靱帯の骨性増殖により嚥下障害や咽喉頭異常感覚を生じる代表的疾患である．咽頭の炎症による発赤・腫脹，骨性増殖性病変による機械的な喉頭蓋の反転阻害・喉頭挙上障害，梨状窩の唾液貯留などの所見を認める．また頸部単純X線検査では，椎体前面に連続性の骨化が認められる．外科的治療の検討を含め，整形外科受診を勧めるようにする．

2 使用にあたって注意すること

1）キシロカインショック

　キシロカインゼリーは，ファイバースコープの潤滑剤として，よく使用される．アレルギー反応を生じることはまれであり，ショックの発生頻度は1％以下とも0.5％ともいわれている[1]．ショック発生頻度は高くはないが，アナフィラキシーショックを生じると致命的となる場合がある．キシロカインは他の局所麻酔薬に比べて末梢血管拡張作用が強く，ショック時は低血圧を生じることが多い．そのため，事前に薬剤投与歴やアレルギー歴に関する病歴聴取を十分に行っておくことが大切である．局所麻酔薬によるアレルギーが疑われる場合は，キシロカインゼリーを使用せず，他の潤滑剤を使用する．

2）鼻出血

　鼻出血を生じないように内視鏡操作行うことが基本となる．内視鏡操作中に抵抗を感じ，咽頭へ内視鏡を進めるのが困難であるにもかかわらず，無理に内視鏡を咽頭へ進めようとすると，鼻粘膜を損傷するので強引な内視鏡操作は禁物である．脳梗塞患者の場合，抗血小板薬や抗凝固薬を内服している患者も多く，特に注意する．

　操作に熟練していれば，キーゼルバッハ部位（**図1**）からの出血はまずありえない．出血したとしても，内視鏡が直接触れる中鼻甲介，下鼻甲介，鼻中隔

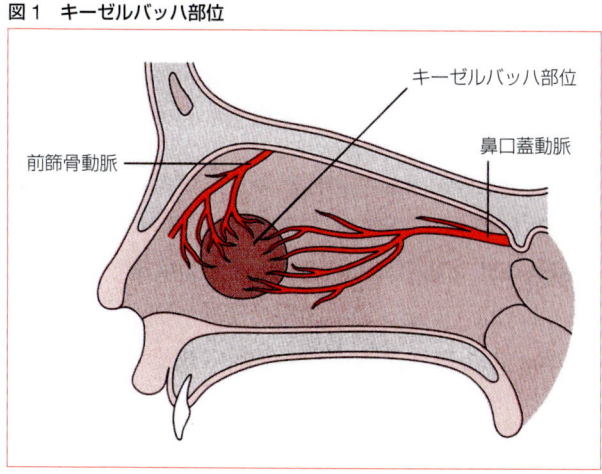

図1　キーゼルバッハ部位

（肥田，2007[2]．）

図2　微量の鼻出血への反応（DVD 参照）

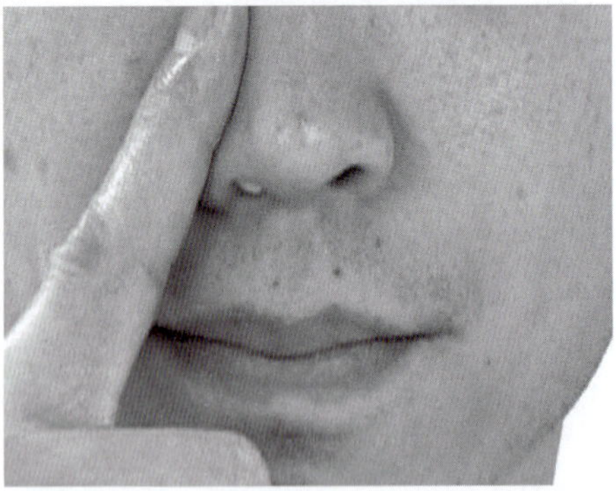

からの微量の出血がほとんどである．ティッシュに血がにじむような微量の出血が認められた場合には，安静にして出血側の鼻翼を指で2～3分程度圧迫する（**図2**）．鼻から垂れてくる程度の少量の出血の場合には，ボスミン液（0.1％エピネフリン液）を湿らせた綿球を出血側の鼻腔に挿入して，鼻翼を5～10分程度圧迫する．ボスミン液は，血圧を上昇させるため血圧の管理も重要である．咽頭へ血液が流れ込むような出血の場合は，ボスミン液（0.1％エピネフリン液）を湿らせた綿球を出血側の鼻腔に挿入し鼻翼を圧迫したうえで，坐位で前かがみとなり血液を飲み込ませないようにする．鼻腔後方からの出血は止血困難であるため，耳鼻咽喉科などで専門的治療が必要となる．

3）迷走神経反射

　嚥下内視鏡挿入操作中あるいは検査中に，自律神経系の突然の急激な生理学的変化のため血圧低下を生じ，十分な脳血流量を確保できず意識消失と徐脈を生じる病態を迷走神経反射とよぶ．これを予防するためには，過剰な精神的ストレスを与えないように患者の緊張をできるだけ和らげ，内視鏡操作も愛護的に行い痛みを与えないように注意しながら行う．検査中も患者の状態を常に確認し，強い緊張や痛みがある場合には，検査をいったん中断する必要がある．万が一，迷走神経反射の症状が認められた場合は，すみやかに仰臥位とし，バイタルサインのチェックを行うとともに，気道の確保，換気，血管確保など救命処置の準備をする必要がある．

4）声帯損傷

　嚥下内視鏡検査中に不意に患者が大きく動いた場合，強い咳き込みなどで喉

頭が予想外に挙上した場合，内視鏡の先端で喉頭を傷つける危険性がある．そのため，検査中も内視鏡画像のみに注意を払うのではなく，常に患者の状態を確認し安全に検査を遂行することが重要である．また患者が不隠などで検査中の安全が確保できない場合は，無理に検査を行うことは慎むようにする．

5）喉頭狭窄・喉頭痙攣

　喉頭狭窄・喉頭痙攣は，喉頭入口部（声門）が痙攣性に収縮し狭窄あるいは閉塞を起こすことをさす．これには，左右の声帯が内転・近接し喘鳴を生じ吸気性の呼吸困難を呈する状態から，仮声帯や披裂喉頭蓋襞が絞扼し喉頭入口部の完全閉塞を生じる場合までがある．軽度の場合は，酸素投与を行い落ち着かせ，過呼吸にならないようにゆっくりとした呼吸を促すことにより回復する．しかし，重症の場合は，救命処置が必要となる．これらの予防にも，検査中も患者の状態に常に注意を払うことが重要である．嚥下内視鏡検査で喉頭狭窄・喉頭痙攣を生じる危険性は低い．患者の不意な体動や強い咳嗽を生じたとき，あるいは声門に近接して検査を行っているときに嚥下反射が起こりそうになったときには，内視鏡をある程度，もしくはすべて引き抜くことで，声帯の損傷を避け喉頭狭窄・喉頭痙攣が生じることを予防する．

文　献

1) 安西信行，山田学，古川仁：キシロカインショックの2例．外科，44：1447-1149，1982.
2) 肥田岳彦：鼻腔，咽頭，喉頭，食道の構造．摂取・嚥下リハビリテーション第2版（才藤栄一，向井美惠監修），医歯薬出版，東京，2007.

VEに関するQ&A

VEの特徴

Q1 VFとVEでは，どちらが優れた検査といえるか？

A1 VFもVEもどちらも長所，短所があり，どちらの検査が優れているというものではない．DVDやブックレットで述べているように，各検査の特徴を活かして，その症例の病態だけでなく，おかれている状況（入院・入所施設，マンパワーなど）を考慮して使い分けることが必要である．

Q2 小児のVEは可能か？

A2 小児の場合は，意思疎通が困難であったり同意を得にくいなどの特徴があるが可能である．VEを行った結果，得られる情報も多い．拒否が強い症例では抑制が必要なこともあるが，その状況も踏まえて検査結果とする．すなわち，抑制下で啼泣しながら行ったときでも，まったく誤嚥しなかったとすると「Worst swallowでも誤嚥無し」と判断することができる．また，抑制下で実施したときに唾液等が気管内に認められた（不顕性誤嚥）場合，それは抑制の有無によらないものであるため，「唾液の不顕性誤嚥あり」と判断できる．小児の鼻腔は狭いことが多いため，細い径の内視鏡を用いたほうが検査はスムースである．

使用時のポイント

Q3 VEがある日は前日の夜から禁食にすべきか？

A3 基本的に食事もしくは経管栄養の直後でなければよい．VEを行う場合食道入口部に触れることは基本的にないので，嘔吐反射が起こることはほとんどない．満腹の状態で検査を行わないようにすれば禁食を指示する必要はないが，よく嘔吐するような症例では，念のためにある程度空腹の状態で検査を行ったほうがよいであろう．

Q4 実際に VE で嚥下機能を検査する前に確認すべきことは何か？

A4 まず，全身状態をチェックする．これには，バイタルサインや脱水の有無，姿勢保持能力・可動域，呼吸循環機能が含まれる．次いで口腔内の衛生状態や歯・歯肉の状況を確認し，神経学的所見として意識レベルや脳神経学的所見，麻痺の有無，高次脳機能などを評価する．さらに各種のスクリーニング検査を行うことで問題点を予測でき，より効率的に VE で評価できるようになる．また，薬によっては嚥下機能を悪化させる危険性をもつものもあるため，内服薬についても確認することが必要である．

Q5 VE で嚥下機能を評価するまでは，訓練をしてはいけないか？

A5 摂食・嚥下訓練は，食物を用いない間接訓練と食物を用いる直接訓練に分けられる．まず，現在の摂食状況を確認してから訓練内容を検討する．もし発熱を繰り返しているようならば，直接訓練は控えたほうがよい．間接訓練は食物を用いないため，食物誤嚥を生じることはないので，ほとんどすべての患者に用いることができる．間接訓練は VE 施行前に行っても問題はない．まったく間接訓練を行わずに，いきなり VE で食物を摂取させるよりも，事前に間接訓練を行ってから VE で食物を摂取させるほうが，誤嚥を生じる危険性は少なくなる．

Q6 経鼻胃管が入っている症例は，VE のときにそれを抜いてから行ったほうがよいか？

A6 必ずしも抜いてから検査を行う必要はない．経鼻胃管は嚥下機能を阻害するものの，在宅等で実際に経口摂取の訓練を行うときに経鼻胃管を抜き，訓練後に挿入することができるかどうかを考える必要がある．それが可能な場合には抜去して検査してもよいが，実際そのような対応が現実的でなければ，経鼻胃管を入れたまま経口摂取の訓練が可能かどうかを検査する．

Q7 カフ付きのカニューレが入っているが，検査時にはカフの空気を抜いたほうがよいか？

A7 必ずしも抜いて行うものではない．カフを抜いたまま経口摂取の訓練を行うことによる検査食や唾液の誤嚥が心配であれば，カフを入れたまま経口摂取の訓練が可能かどうかをみておく．また，今後カフを抜いていくことを考える，もしくはカフが入っている状態と入っていない状態での比較を行いたいような場合には，カフを抜いた状態でも検査を行っておくとよい．

Q8 認知症があって検査時に激しく拒否する症例では，体を押さえて検査を行ってもよいか？

A8 程度問題であるが，体を無理に押さえたまま経口摂取させることに意味があるかどうかを考える．そのような状態で嚥下を観察したとしても，実際の訓練場面に使える情報が得られるとは考えづらい．

　対応を急ぐ必要がなければ，少し時間をおいて再挿入を試み，それほどの拒否なく検査の施行が可能ならば検査すればよい．検査当日内に限らず対応を急ぐ必要がなければ，別日に行ってもよいだろう．ただし，検査当日内に対応するなど急ぐ必要があるような場合には，一度 VE を挿入しない状態で摂食させて，摂食後に体を押さえて VE を行ってもよい．そうすることにより，どのような経緯で誤嚥や咽頭残留に至るかなどの細かい情報が得られないが誤嚥や咽頭残留の有無だけはなんとか観察できる．

診断時のポイント

Q9 VE の評価，診断のフローチャートはあるか？

A9 ある程度の検査の流れのモデルはあるが，評価・診断まで網羅するフローチャートはない．ひとことで VE といっても，そのときの症例の病態によって，被検食，嚥下法の組み合わせは多様であり，自由度が非常に高い．検査前には必ずベッドサイドで嚥下機能について診察を行い，そのうえで VE のタスクを決定することを心がける．また，検査所見によっては，検査中にタスクの変更を行い，臨機応変に検査を進めていくことが臨床で有用な診断を得るために重要である．この自由度の高さが「VE は検査手技より，評価・診断が難しい」といわれる所以である．

Q10 今回 VE をしたら，前回 VE 時よりも嚥下機能が悪いように思われた．どうすればよいか？

A10 まず，前回と今回で VE を行った条件に違いがないかを確認する．この条件とはつまり，患者の意識レベル，ギャッチアップの角度，検査環境，食物形態や一口量，内服薬などが該当する．次いで家族などから，最近の患者の全身状態に変化がなかったかなどを聴取する．明らかな原因がわからないときは，今回の VE の検査所見にあわせた訓練に変更する．さらに別の日に再度 VE を行い，嚥下機能を再評価し，改めて訓練内容を検討する．また，必要に応じ採血

やCT・MRIなどで全身状態をチェックし，新たな病気が発症していないか精査することも重要である．

Q11 VEでの検査所見よりも，日ごろの摂食状況のほうがよい（あるいは悪い）がなぜか？

A11 VEなどの検査場面は，日ごろの食事場面と異なり患者にとっては特別な状況となっている．そのため，患者によっては注意集中力が高まっており，日ごろの摂食状況よりも嚥下機能がよくなっている場合がある．また逆に特別な状況に慣れずに緊張してしまい，日ごろの嚥下機能よりも悪い結果となってしまう場合もある．VEで得られた所見は重要だが，日ごろの摂食状況がより大切であり，柔軟な対応を心がけなくてはならない．

VE所見を踏まえた訓練等に際しての留意点

Q12 VEでsilent aspiration（不顕性誤嚥）を認めたが，食べることを諦めるべきか？

A12 Silent aspirationを呈する患者の場合，誤嚥してもむせがみられない．そのためむせを指標に訓練ができないため，経口摂取が安易に諦められてしまうことがある．しかし，誤嚥を予防できる体位や食物形態を検討することで，摂食・嚥下訓練を開始でき，また，徐々に嚥下機能が改善することで経口摂取可能となる場合も少なくない．VEは，食べられないことを証明する道具ではなく，どのようにしたら安全に食べられるかを検討する道具である．

Q13 VEで誤嚥があったら経口摂取は禁止したほうがよいか？

A13 必ずしも禁止する必要はない．VEを行う際に，患者が普段の食事摂取の状態をどれくらい再現できているかが重要である．体勢や食べ方や食物など，できるだけ普段の状況を再現したうえで検査を行い，誤嚥などの症状がみられた場合にはそれを軽減できる方法を探すようにする．

　また，普段覚醒が悪いときはよくむせるが，検査中には覚醒していたため誤嚥しなかった，いつもよりよい姿勢で座らせていたので検査中には誤嚥しなかったなどという場合もあるので，普段の状況をよく確認しながら検査を進めるようにする．

　さらに，患者の治療方針を考える場合には，誤嚥の有無だけではなくいくつかの段階に分けて考える．誤嚥がない，誤嚥はあるが自発的に喀出している，

誤嚥があり自発的に喀出はしないが促せば喀出が可能である，誤嚥があり促しても喀出が不可能であるが発熱や痰の増加などの症状がない，誤嚥があり促しても喀出が不可能であり発熱や痰の増加などの症状が出ている，など患者の状態が大まかにどのあたりにあるのかを考慮し，年齢や全身状態，患者本人や家族の希望などを加味したうえで方針を立てるようにする．

Q14 VE をしながらいろいろな嚥下法を試みたが，どうしても誤嚥してしまう患者がいる．どうすればよいか？

A14 VE をしたからといって，全例で誤嚥しない嚥下法がみつかるというわけではない．いろいろと試みても誤嚥を避けられない症例は多い．しかし，だからといって VE が無駄かというとそうではなく，VE で誤嚥を可視化して患者家族・介護者と所見を共有し，「誤嚥性肺炎予備群である」という情報を与えておくことも重要である．そうすることで医学的にも心理的にも，発熱時・急変時に備えることができる．

Q15 訓練は何回やればよいか？

A15 特に決まりはなく，患者の状態に合わせて行うようにする．筋力トレーニングを行う際には，最大筋力の 6〜8 割程度を目安に行うと効果が出やすいとされるので，それを一つの目安にするとよい．認知症や廃用，人手の問題など様々な理由により訓練の実行が難しい場合があるため，現実的に行えるものを状況にあわせて考える．

Q16 訓練はどれくらいの期間行えば効果があるか？

A16 一概にはいえない．早ければ数日で変化がみられる場合もなくはないが，遅い場合には 1 年以上かけてゆるやかに変化してくることもある．また，訓練を行っていても老化や疾患の影響による状態の変化で，機能低下を防ぐことができない場合もある．少なくとも介入を開始したらある程度の期間をおいて再評価し，その評価の結果に基づいて再度方針を立てることが重要である．その際には，摂食・嚥下機能だけではなく患者の全身状態や患者および家族の希望や関連するスタッフの状況など，さまざまな情報から総合的に方針を考えるのが大切である．

Q17 VE を行ったら悪い部分がたくさんみつかった．適応となる訓練がたくさんあるのだが，全部行わなければならないか？

A17 優先順位をつけて行うようにするのがよい．まず，患者の摂食・嚥下障害の最大の原因となっているものが何かを判定し，それに対して訓練的な対応を行うべきであると考えられた場合に適用する．

Q18 訓練を行ってもあまり効果がでてこない．いつまで続ければよいのか？

A18 定期的に再評価することで，訓練メニューを再考する．自他覚的に効果が認められづらい場合，その訓練を継続するのは困難である．決まりはないが，よくも悪くも状態に変動がみられることが予想される場合，月に1回程度VEなどを用いて詳細な評価を行い，訓練効果に応じてメニューを再考する必要がある．

Q19 VEで嚥下機能は悪くないと判断できたが，疲れやすく直接訓練が進まない．

A19 摂食・嚥下訓練は，全身の体力向上を含めて行うことが大切である．摂食・嚥下訓練を行うときだけベッドから起こして訓練していても，体力が低下しているために訓練を続けて行うことは困難である．日ごろから車椅子などに座るように心がけ，座位の耐久性やバランス能力など全身の機能向上をはかるようにする．

Q20 食形態の変更と摂食姿勢の変更は，どちらを優先すればよいか？

A20 個々の患者によって優先順序はかわる．食事介助を行うマンパワーが十分ある場合であれば，より常食に近い食形態に変更するほうが優先されるだろう．しかし，十分なマンパワーが得られない場合は，多くは摂食回数を増やすためにもできるだけ早く自力摂取できるようになることが優先され，摂食姿勢の変更にプライオリティが置かれる．VEも実際の摂食環境を考慮して，どちらを優先させるべきなのか考慮して行う．

Q21 ゼラチンゼリーで誤嚥したが，他の食物も試すべきか？

A21 ゼラチンゼリーは，摂食・嚥下訓練を行う際，嚥下しやすく誤嚥しにくい食物として紹介されている．ゼラチンゼリーの特徴として，体温で液化するため，嚥下反射開始が遅延している患者の場合，咽頭内流入したゼラチンゼリーが液化して誤嚥を生じることがある．また液化した場合では粘度が低いため，咽頭に流入したゼラチンゼリーが嚥下反射の開始前に誤嚥することもある．そのようなケースでは，比較的粘度の高く，咀嚼をあまり必要としないペースト食を試すと誤嚥なく嚥下できることも多い．ただし，適度な粘度があるため，咽頭残留が生じることもあり，総合的に判断して食材を検討する．

索引

欧文

ALS	29
fish rod grip	20
Forestier病	40
high position	13, 25
low position	14
silent aspiration	47
VE	16, 44
VF	16

あ行

アデノイド	12
アナフィラキシーショック	41
アングルレバー	20
安静時誤嚥物	31
息ごらえ	33
息ごらえ嚥下	35
胃食道逆流	39
胃瘻	39
咽頭	25
咽頭後壁	12, 24
咽頭残留	16, 35, 36
咽頭側壁	12, 24
液体誤嚥	34
エピネフリン	41, 42
嚥下	25
嚥下障害	33
嚥下造影	2, 16
嚥下痛	40
嚥下内視鏡	5
嚥下内視鏡検査	2, 6, 16, 20, 40, 43
嚥下反射	14, 34

か行

嘔吐反射	44
咳嗽	15
咳反射	15
外鼻道	11
可動域	44
下鼻甲介	12
カフ付きカニューレ	45
カメラ	6
関節訓練	33, 45
器質的疾患	40
キシロカインショック	41
キシロカインゼリー	41
キーゼルバッハ部位	41
気道	42
気道閉鎖	15
逆流	39
吸引	30
吸引器	7
強直性脊椎骨増殖症	40
記録装置	6
筋力トレーニング	48
訓練	48
経口摂取	46, 47
経鼻栄養チューブ	36
頸部回旋	36
血圧計	7
光学内視鏡	4, 5
口腔ケア	30
光源	5
交互嚥下	7, 36, 38
高次脳機能	44
喉頭	25

喉頭蓋	14
喉頭蓋谷	15, 36
喉頭狭窄	43
喉頭痙攣	43
喉頭侵入	14, 16
喉頭前庭	14
誤嚥	14, 16, 28, 37, 47
誤嚥検出率	16
誤嚥物排出	38
呼吸困難	43
骨棘	32

さ行

嗄声	40
残留	7, 28
耳管咽頭孔	12
耳管咽頭ひだ	12
軸回転	20
姿勢	44
視野	23
シャフト	21
腫瘍	40
消毒	9
食道入口部	15
食用色素	8
食塊形成不良	37
声帯	14, 15
声帯損傷	42
声帯ポリープ	40
声帯麻痺	40
声門	43
声門閉鎖不良	33
咳払い	34
舌根	14

263-01536

50

索引

摂食・嚥下障害	2, 18
舌接触補助床	38
ゼラチンゼリー	49
咀嚼	37
咀嚼不良	37

た行

唾液誤嚥	18, 31
脱水	44
痰	30
窒息	37
チャネル	5
中鼻甲介	12
直接訓練	45
ディスオーパ消毒液	9
電子内視鏡	4
頭部挙上訓練	35
トロミ	35

な行

軟口蓋	12, 24
軟口蓋挙上不良	29
認知症	46
ネブライザ	30
粘膜腫脹	22
粘膜肥厚	22

は行

バイタルサイン	7, 44
パルスオキシメータ	7
反回神経麻痺	40
鼻咽腔	13, 24
鼻咽腔閉鎖	24
鼻出血	41
鼻中隔	12
鼻中隔湾曲	22
被検食	8
披裂部	15

ファイバースコープ	9
複数回嚥下	7
不顕性誤嚥	34, 44, 47
プッシングエクササイズ	33
訪問診療	16
保湿	30
ボスミン液	41
ホワイトアウト	14, 17, 27
ホワイトアウト不良	35

ま行

マイクロフォン	7
むせ	34
迷走神経反射	42
モニタ	6

ら行

梨状窩	14, 15
レスト	22

【編者略歴】

戸原 玄(とはら はるか)

1997年	東京医科歯科大学歯学部歯学科卒業
1998年	東京医科歯科大学大学院医歯学総合研究科老化制御学系専攻高齢者歯科学分野大学院(～2002年)
1999年	藤田保健衛生大学医学部リハビリテーション医学講座研究生(～2000年)
2001年	ジョンズホプキンス大学医学部リハビリテーション科研究生(～2002年)
2003年	東京医科歯科大学歯学部付属病院高齢者歯科医員
2005年	東京医科歯科大学歯学部付属病院高齢者歯科助手，東京医科歯科大学歯学部付属病院摂食リハビリテーション外来外来医長
2008年	日本大学歯学部摂食機能療法学講座准教授
2013年	東京医科歯科大学大学院医歯学総合研究科老化制御学系専攻口腔老化制御学講座高齢者歯科学分野准教授

武原 格(たけはら いたる)

1994年	東京慈恵会医科大学医学部卒業
1996年	東京慈恵会医科大学リハビリテーション医学教室助手(～2004年)
2002年	ペンシルバニア大学リハビリテーション科留学
2005年	東京慈恵会医科大学リハビリテーション医学教室講師
2006年	東京慈恵会医科大学第三病院リハビリテーション科診療医長
2007年	東京都リハビリテーション病院リハビリテーション科診療医長
2014年	東京慈恵会医科大学リハビリテーション医学教室准教授 化学療法研究所附属病院リハビリテーション科診療部長 国際医療福祉大学臨床医学研究センター准教授

野原幹司(のはら かんじ)

1997年	大阪大学歯学部歯学科卒業
2001年	大阪大学大学院歯学研究科修了博士号取得(歯学)，大阪大学歯学部附属病院顎口腔機能治療部医員
2002年	大阪大学歯学部附属病院顎口腔機能治療部助手(2007年より助教)兼医長(～現在)

DVD&ブックレット
摂食・嚥下障害検査のための
内視鏡の使い方　60分DVDビデオ付き　ISBN978-4-263-44312-5

2010年6月1日　第1版第1刷発行
2014年10月10日　第1版第3刷発行

編集　戸原　玄
　　　武原　格
　　　野原幹司
発行者　大畑秀穂

発行所　医歯薬出版株式会社

〒113-8612　東京都文京区本駒込1-7-10
TEL. (03)5395-7638(編集)・7630(販売)
FAX. (03)5395-7639(編集)・7633(販売)
http://www.ishiyaku.co.jp/
郵便振替番号 00190-5-13816

乱丁，落丁の際はお取り替えいたします　印刷・あづま堂印刷／製本・愛千製本所

© Ishiyaku Publishers, Inc., 2010. Printed in Japan

本書の複製権・翻訳権・翻案権・上映権・譲渡権・貸与権・公衆送信権(送信可能化権を含む)・口述権は，医歯薬出版(株)が保有します．

本書を無断で複製する行為(コピー，スキャン，デジタルデータ化など)は，「私的使用のための複製」などの著作権法上の限られた例外を除き禁じられています．また私的使用に該当する場合であっても，請負業者等の第三者に依頼し上記の行為を行うことは違法となります．

[JCOPY] <(社)出版者著作権管理機構 委託出版物>
本書を複写される場合は，そのつど事前に(社)出版者著作権管理機構(電話 03-3513-6969, FAX 03-3513-6979, e-mail : info@jcopy.or.jp)の許諾を得てください．